Sirtfood Diät Kochbuch

75 Rezepte zum gesunden Abnehmen mit dem Schutzenzym Sirtuin

Rebekka Hertz

1. Auflage

ISBN 9798601883771

Inhaltsverzeichnis

Herzlich Willkommen

Liebe Leserin,

lieber Leser,

schön, dass du zu diesem Buch gefunden hast. Jeder weiß, Übergewicht ist schädlich für die Gesundheit und trotzdem haben so viele Menschen Probleme, ihre überschüssigen Pfunde loszuwerden. Dabei lassen viele nichts unversucht, um dem lästigen Hüftgold den Kampf anzusagen.

Beobachtet man nun noch die Schönen und Schlanken, dann kommt dies einem Scheitern gleich – warum erreicht man selbst nicht sein Wunschgewicht?

Nun, viele Diäten später bleiben die Pfunde hartnäckig und das ist wohl auch dem berüchtigten Jo-Jo-Effekt zu verdanken. 0-Diät, Frühjahrs-Diät, Nacht-Diät und was du nicht schon alles hinter dir hast. Selbst die absurdesten Trenddiäten hast du ausprobiert und nun macht sich anscheinend eine neue Trenddiät breit, namens Sirtfood-Diät.

Okay zugegeben, einige Stars und Sternchen weißen tatsächlich einen großen Erfolg auf. Besonders bei der Sängerin Adele ist der Gewichtsverlust faszinierend! Zudem schafft die Sängerin auch noch, ihr Gewicht so toll zu halten. Aha! Sie hat auch die Sirtfood-Diät gemacht. Vielleicht ist das doch etwas für dich und du kannst dieselben Erfolge damit einfahren?

In diesem Buch möchte ich dich über die Sirtfood-Diät informieren. Hierzu lernst du zunächst kennen, was es mit dem Enzym Sirtuin überhaupt auf sich hat und wie dieses Protein in Zusammenhang mit dem Gewichtsverlust gestellt wird. Anschließend möchte ich dir das Sirtfood-Prinzip näherbringen, ehe wir uns die Sirtfood-Diät im Detail anschauen. Du darfst dich in diesem Buch über viele interessante Fakten rund um das Thema Sirtfood-Diät freuen. Zudem warten 75 Rezepte darauf, von dir ausprobiert zu werden! Darum möchte ich deine Zeit gar nicht länger mit dem Vorwort verschwenden, sondern direkt loslegen, damit du dich selbst schnell von dieser tollen Diät überzeugen kannst.

Was ist Sirtfood und Sirtuin überhaupt?

Noch ehe wir auf die Diät zu sprechen kommen, sollten wir die Hauptbestandteile der Sirtfood-Diät besprechen. Der Namensteil Sirt kommt dabei nicht von ungefähr, denn dieser leitet sich von dem Enzym Sirtuin ab. Sirtuin ist ein natürliches Enzym, beziehungsweise ein natürliches Protein, welches sich positiv auf unseren Körper auswirkt. So ist es beispielsweise dafür zuständig, dass es die Zellen davor schützt, schnell abzusterben. Aber auch der Schutz vor Entzündungen fällt in den Aufgabenbereich des Sirtuins.

Sirtuin ist zwar bei der gemeinen Bevölkerung noch weitestgehend unbekannt, doch die Wissenschaft hat hier und da bereits ihre Fühler ausgestreckt. So fand man heraus, dass Sirtuin gezielt auf den Stoffwechsel einwirken kann. Mittels dieses Enzyms ist es also durchaus möglich, dass du deinen Stoffwechsel beschleunigst. Zudem wird die Muskelmasse, genauer gesagt die Wirkkraft der einzelnen Muskelfasern durch das Protein Sirtuin gesteigert. Manch einer spricht sogar von einer Verjüngungskur und wirklich verwunderlich ist das nicht. Schließlich wirkt Sirtuin auch Zellschäden vor. Ziemlich einfach gesagt lässt sich also zusammenfassen, dass das Sirtuin eine sehr positive Auswirkung auf den menschlichen Körper hat.

Doch wo kommt das Sirtuin eigentlich her? Es stammt aus pflanzlichen Produkten und ist auch kein Zufall. Sirtuin wird von Pflanzen freigesetzt, die gestresst sind. Dies ist der Fall, wenn sich die Umweltbedingungen ändern oder aber ihnen jemand auf das Grünzeug rückt. Nun kannst du dir sicher denken, dass die Pflanze sehr gestresst ist, wenn wir zum Beispiel einfach ein wenig Gemüse abschneiden oder beispielsweise eine Möhre aus dem

Boden ziehen, ihr also ihr natürliches Pflanzenumfeld nehmen. Die Möhre in diesem Fall reagiert mit Stress und schüttet Sirtuin aus. Da wir allerdings vorhaben, diese Möhre zu essen, nehmen wir das Sirtuin logischerweise mit auf und genau das ist der Punkt, um den es geht.

Was hat es nun mit Sirtuin auf sich?

Sirtuin ist für den menschlichen Körper lebensnotwenig, da wir das Enzym unter anderem verbrauchen, wenn wir selbst gestresst sind. Darüber hinaus hilft Sirtuin nicht nur dabei das Gewicht zu halten, sondern auch, es zu verringern. Selbst das Gehirn braucht Sirtuin, um seine Speicherkapazität voll auslasten zu können. Schließlich schützt das Protein die Neuronen und sorgt damit für einen guten Schutz vor gewissen Krankheiten, so zum Beispiel Alzheimer.

Neueste Forschungen zeigen aber auch, dass Sirtuin vor Diabetes schützen kann. Je mehr Sirtuin Diabetiker zu sich nehmen, umso größer ist die schützende Wirkung des Proteins.

Ich hatte es dir bereits schon gesagt, dass Sirtuin auch als Jungbrunnen angesehen werden kann. So schützt Sirtuin beispielsweise vor dem Zellzerfall und gesunde und geschützte Zellen bedeuten eine glatte, strahlende Haut! Sirtuin ist also ein ganz besonderes Enzym und es ist tatsächlich kein Wunder, dass immer mehr Interesse an der Wirkungsweise besteht. So erging es übrigens auch den beiden Forschern Aidan Goggins und Glen Metten, die ganz nebenbei die Sirtfood-Diät ins Leben gerufen haben. Dabei wollten die beiden Wissenschaftler doch eigentlich nur mehr über dieses Enzym in Erfahrung bringen. Gut für uns Abnehmwillige, dass sie die Sirtfood-Diät gegründet haben.

So funktioniert die Sirtfood-Diät

Nun weißt du schon, was es mit dem Sirtuin auf sich hat. Das Enzym wirkt sich positiv auf den Körper aus und genau dies nutzt auch die Sirtfood-Diät für sich. Sirtuin zählt, wie du bereits weißt, zu den Proteinen und hier nähern wir uns langsam der Ernährungsweise Low-Carb an, denn diese basiert auch auf Proteinen. Allerdings schließt die Sirtfood-Diät nicht automatisch auch Produkte, wie beispielsweise Brot, aus. Vielmehr kommt es hier auf die Produkte an, die viel Sirtuin enthalten.

Und genau das ist auch der Kern der Sirtfood-Diät. Es sollen hauptsächlich sirtuinhaltige Lebensmittel gegessen werden, da diese sich positiv auf den Stoffwechsel und somit auch auf das Gewicht auswirken. Laut den beiden Wissenschaftlern Aidan Goggins und Glen Metten sollen nach der Sirtfood-Diät bis zu 3 Kilogramm pro Woche schmelzen. Allerdings ist die Diät in 3 Phasen aufgeteilt. Diese drei Phasen möchte ich dir nun genauer beschreiben, damit du das Prinzip der Sirtfood-Diät verstehst.

Phase 1

Die erste Phase dauert 3 Tage. In dieser Phase darfst du täglich 1000 Kilokalorien zu dir nehmen. Diese solltest du aber nicht unbedacht aufnehmen, sondern über sirtuinhaltige Säfte und Smoothies, sowie einer Hauptmahlzeit am Tag. Natürlich ist auch ein kleiner Snack vorgesehen, aber nur dann, wenn die 1000 Kilokalorien nicht überschritten werden.

Tag 1				
Morgens	Mittags	Abends	Snack	Zusätzlich
Smoothie z.B. Sellerie-Smoothie (105 kcal)	Scharfer Lachs (480 kcal)	Smoothie z.B. Oranger Ananas-Smoothie (132 kcal)	Menti-Snack (119 kcal)	1 Smoothie z.B. Fruchtcoktail-Smoothie (132 kcal)
Tag 2				
Morgens	Mittags	Abends	Snack	Zusätzlich
Smoothie z.B. Oranger-Smoothie (142 kcal)	Tropischer Gemüsesalat (360 kcal)	Smoothie z.B. Kiwi-Smoothie (363 kcal)	KiLiGra (213 kcal)	-
Tag 3				
Morgens	Mittags	Abends	Snack	Zusätzlich
Smoothie z.B. Blauer-Kokos-Smoothie (186 kcal)	Pesto-Mittag (464 kcal)	Smoothie z.B. Kurkuma-Smoothie (76 kcal)	Chili-Zitronen-Oliven (110 kcal)	1 Smoothie z.B. Roter-Himbeere-Smoothie (176 kcal)

Wenn du dich eingelesen hast, dann kannst du dich zudem noch genauer mit dem Ernährungsplan auseinandersetzen und dir deinen persönlichen Ernährungsplan zusammenstellen, so wie er dir schmeckt und du dich wohlfühlst dabei. Wichtig ist in der ersten Phase lediglich, dass du die 1000 Kalorien einhältst!

Phase 2

Die zweite Phase ist der ersten Phase nicht unähnlich. Allerdings gibt es hier doch einige Unterschiede. Neben der Tatsache, dass du in dieser Phase nun zwei Hauptmahlzeiten einnehmen darfst, so sollst du nun auch einen täglichen Kalorienbedarf auf 1500 kcal am Tag erhöhen. Aber auch hier spielen die sirtuinhaltigen

Smoothies und Säfte eine tragende Rolle. Alle Kalorien, die du mit den Rezepten vom Mittagessen und Abendessen nicht aufgebraucht hast, füllst du mit Smoothies und Säften auf. Die Dauer der zweiten Phase ist übrigens recht umstritten. Manche behaupten, dass die zweite Phase so lange anhält, bis man sein Wunschgewicht erreicht hat. Dies ist natürlich sehr individuell und somit ist es auch nicht verwunderlich, dass sich auch eine individuelle Zeitspanne der zweiten Phase zwangsläufig einstellt. Gehen wir aber einmal davon aus, dass du 3 Kilo abnehmen möchtest, dann dauert die zweite Phase vom 4. Tag bis zum 7. Tag an. Und so könnte hier dein Ernährungsplan aussehen:

		Tag 4		
Morgens	Mittags	Abends	Snack	Zusätzlic h
Strawberry-Smoothie (85 kcal)	Sirt-Steaksalat (441 Kcal)	Wintergemüse-Suppe (289 kcal)	Gefülltes Rot (65 kcal)	Smoothie s um die 1500 kcal zu erreichen
		Tag 5		
Morgens	Mittags	Abends	Snack	Zusätzlic h
Frischer-Süß-Sauer-Smoothie (38 kcal)	Gebackene Süßkartoffel mit Feta, Radieschen und Kresse (563 kcal)	Neptunsalat (379 kcal)	Sirt-Snack-Deluxe (141 kcal)	Smoothie s um die 1500 kcal zu erreichen
		Tag 6		
Morgens	Mittags	Abends	Snack	Zusätzlic h
Rosa-Buttermilch-Smoothie (65)	Quinoa-Mittag mit Hähnchen (592 kcal)	Hohenzollern-Pfanne (239 kcal)	Grüner Röstsnack (255 kcal)	Smoothie s um die 1500 kcal zu erreichen

Tag 7				
Morgens	Mittags	Abends	Snack	Zusätzlic h
Grüner-Überraschung-Smoothie (363 kcal)	Tropischer-Gemüse-Salat (360 kcal)	Eintopf mit grünem Gemüse (380 kcal)	Selleriesticks mit Joghurt-Dipp (97 kcal)	Smoothie s um die 1500 kcal zu erreichen

Phase 3

Die dritte Phase ist der zweiten Phase sehr ähnlich. Allerdings handelt es sich bei der dritten Phase weniger um ein Modell, als vielmehr um eine dauerhafte Ernährungsumstellung. Diese dient dazu, den Jo-Jo-Effekt zu vermeiden. Du darfst in der dritten Phase aus den vollen schöpfen, so sind 3 Mahlzeiten am Tag vorgesehen und Smoothies oder Säfte, die die 1800 kcal am Tag nicht überschreiten. Du kannst diese Phase über mehrere Tage durchführen und dann lässt du die Sirtfood-Diät allmählich ausschleichen. Du kannst sie aber ebenso gut dauerhaft fortführen. Damit du verstehst, wie das im Detail gemeint ist, möchte ich dir hier einen Tag in der Sirtfood-Diät in der dritten Phase aufzeigen:

Tag 8 und folgende				
Morgens	Mittags	Abends	Snack	Zusätzlich
Chia-Kokos-Pudding mit Chia und Heidelbeeren (297 kcal)	Salat a la Sirtuinfood (304 kcal)	Fernöstliches Curry (488 kcal)	Grünkohl-Chips mit Erdnüssen (160 kcal)	Smoothies um die 1800 kcal zu erreichen

Natürlich kannst du deiner Fantasie hier freien Lauf lassen und dich selbst auf deine 1800 kcal pro Tag kombinieren. Deiner Kreativität sind hier keine Grenzen gesetzt. Zudem kannst du die Rezepte aus dem Buch vielseitig verwenden.

Sirtuinreiche Lebensmittel und wo sie zu finden sind

Nicht jeder mag alles und die meisten Diäten haben einen großen Nachteil: sie bestehen hauptsächlich aus dem, was man nicht mag und schließen alle anderen Leckereien kategorisch aus! Nur gut, dass die Sirtfood-Diät ein wenig anders tickt. Du hast eine große Auswahl an verschiedenen Lebensmitteln, die du zu dir nehmen darfst und sollst. Tatsächlich zählt hier auch Schokolade dazu, wie du der Tabelle noch entnehmen kannst.

Die Sirtfood-Diät ist also sehr vielseitig und abwechslungsreich und das macht sie zu einer besonderen Diät. Das Gute daran: Du kannst die Zutaten auch gegeneinander austauschen. Wenn du beispielsweise Blaubeeren beziehungsweise Heidelbeeren nicht sonderlich magst, dann wählst du stattdessen eben Himbeeren. Bis du ein Gefühl dafür bekommen hast, solltest du dich aber an die Rezepte in diesem Buch halten. Es wird noch genug Spielraum für eigene Kreationen bleiben.

Welche sind nun die ganzen Lebensmittel, die einen hohen Gehalt des Enzyms Sirtuin mit sich bringen? Diese kannst du bequem der Tabelle entnehmen.

Obst	• Blaubeeren • Erdbeeren • Himbeeren • Äpfel • Zitrusfrüchte • Blaue Pflaumen • Blaue Trauben • Brombeeren • Gojibeeren • Kumquats • Schwarze Johannisbeeren
Gemüse	• Brokkoli • Sellerie • Rote Zwiebeln • Rucola • Grünkohl • Chilis • Chicorée • Artischocken • Brunnenkresse • Endiviensalat • Pak Choi • Grüne Bohnen • Spargel • Schalotten • Ackerbohnen • Weiße Bohnen
Gewürze	• Knoblauch • Chili • Ingwer • Kurkuma, • Zimt • Curry
Getränke	• Grüner Tee • Kaffee • Rotwein • Wasser • Schwarzer Tee • Weiße Teesorten
Getreide, Nüssen und Saaten	• Buchweizen • Walnüsse • Popcorn • Quinoa • Vollkornmehl • Chia-Samen • Erdnüsse

	• Esskastanien • Pekanüsse • Pistazien • Sonnenblumenkerne
Kräuter	• Petersilie • Oregano • Basilikum • Thymian • Rosmarin • Dill • Salbei • Pfefferminze • Schnittlauch
Leckereien	• Dunkle Schokolade, min. 85 % Kakaogehalt • Oliven • Kapern • Datteln • Natives Olivenöl

Eine große Auswahl! Du kannst also ohne Reue und mit Genuss zu deinem Wunschgewicht gelangen. Doch wie sieht es mit dem Hunger aus?

Abnehmen ohne Hunger

Die Sirtfood-Diät ist genau betrachtet eine spezielle Form von Low-Carb. Wenn du dich bereits mit verschiedenen Diäten befasst hast, dann weißt du auch über Low Carb Bescheid. So basiert die Low-Carb-Diät beispielsweise auch auf Proteinen. Hier wird nur nicht speziell das Enzym Sirtuin in den Vordergrund gestellt. Allerdings ist Sirtuin ebenfalls ein Protein und was haben Proteine noch an sich? Genau! Sie machen uns satt. Aber es ist kein unangenehmes Sättigungsgefühl, sondern ein wohlbekommenes Gefühl und das hält sogar auch noch an. Anders, als würdest du ein Weißbrot frühstücken, braucht der Körper viel länger, um Proteine zu verarbeiten. Einfache Kohlenhydrate, wie sie im Weißbrot sind, sind viel zu leicht zugänglich für den Körper. Das führt übrigens auch dazu, dass der Blutzuckerspiegel schnell steigt und fällt und du somit sehr schnell wieder Hunger bekommst oder gar eine Heißhungerattacke erleidest! Beides ist, sofern du dich an die Spielregeln hältst, nahezu ausgeschlossen bei der Sirtfood-Diät!

Es ist also durchaus möglich, dass du rundum satt bist, dich gut fühlst und nicht hungern musst und trotzdem abnimmst!

Ein paar Tipps bevor es losgeht

Ob wir nun von einer Ernährungsumstellung oder einer Diät sprechen, das ist zunächst einmal völlig egal – es ist so oder so eine Veränderung der bekannten Gewohnheiten. Aus diesem Grund fällt es vielen Menschen schwer, eine Ernährungsumstellung durchzuhalten und durchzuziehen. Das gilt nicht nur für die Sirtfood-Diät, sondern es ist allgemeingültig. Damit du den Einstieg in die Sirtfood-Diät aber einfacher meistern kannst, empfiehlt es sich, dass du etwa 2 Wochen vor geplanten Beginn der Sirtfood-Diät deine täglichen Kalorien reduzierst und das nicht plötzlich, sondern Stück für Stück. Beobachte dich 2 oder 3 Tage lang, wie viele Kalorien du täglich zu dir nimmst. Angenommen es sind 2200 kcal täglich. Von den 14 Tagen sind nun noch 11 Tage übrig, um deine täglichen Kalorien zu reduzieren. Du musst nach dieser einfachen Rechnung also jeden Tag knapp 190 kcal einsparen. So kommst du schonend auf die in der ersten Phase erlaubten 1.000 kcal und musst keinen brachialen Start hinlegen. Das fördert übrigens auch das Durchhaltevermögen enorm und dein Körper wird nicht ins kalte Wasser geschubst und weiß gar nicht, wie ihm geschieht.

Wenn du lieber mehr Zeit zur Vorbereitung haben möchtest, dann kannst du natürlich auch deutlich eher beginnen, dich länger beobachten und die Kalorienzufuhr noch langsamer reduzieren. Hier bist du und deine persönliche Vorliebe gefragt! Du kannst dann auch allmählich beginnen, leere Kohlenhydrate, wie beispielsweise Zucker oder Weißmehl aus deinem Ernährungsplan zu streichen. Auch das wird es dir künftig vereinfachen und du wirst ziemlich schnell merken, wie anders das Leben doch schmecken kann!

Nun aber genug der langen Rede. Sicher bist du neugierig auf die ganzen Rezepte und darum folgen nun die leckeren Rezepte aus diesem Buch!

Die Rezepte

Hier möchte ich dir nun endlich die Rezepte vorstellen, welche deine Sirtfood-Diät zum Genuss werden lassen soll. Trotz, dass man meinen würde, die Sirtfood-Diät bietet wenig Abwechslung, so ist es doch sehr erstaunlich, welche Variation und Vielfalt in der Sirtfood-Diät steckt.

Die Rezepte sind so aufgegliedert, dass du nicht an den bereits aufgezeigten Ernährungsplan gebunden bist, sondern du dir deinen eigenen Ernährungsplan zusammenstellen kannst. Beachte bitte immer die Phase, in der du dich befindest, damit du die erlaubte Kalorienzufuhr nicht überschreitest. Andernfalls bringt die Sirtfood-Diät nicht den erwünschten erfolgt.

Du findest also Rezepte in diesem Abschnitt zu folgenden Punkten:

- Smoothies
- Frühstück
- Mittagessen
- Abendessen und
- Snacks

Probiere dich durch die Rezepte und lerne ein ganz neues Lebensgefühl kennen: endlich Gewichtsverlust mit Genuss und ohne Verzicht!

Für das Nachkochen der Rezepte wünsche ich dir nicht nur ein gutes Gelingen, sondern auch ein besonderes kulinarisches Highlight – jeden Tag aufs Neue!

Smoothies

Oranger-Smoothie

Zubereitungszeit	5 Minuten
Schwierigkeit	sehr einfach
Portionen	2 Portionen

Pro Portion

Kalorien	142 kcal
Protein	18 g
Fett	2 g
Kohlenhydrate	9 g

Zutaten

2 Orangen

1 kleine Grapefruit

200 ml Möhrensaft

80 g Magerquark (4 EL)

1 TL Rapsöl

Zubereitung

Orangen und Grapefruit kräftig auspressen (sollten ca. 200 ml und 100 ml ergeben).

Orangen- und Grapefruitsaft mit Möhrensaft, Magerquark und Öl in ein hohes Rührgefäß schütten und mit dem Stabmixer glatt pürieren. Sofort kalt trinken.

Blauer-Kokos-Smoothie

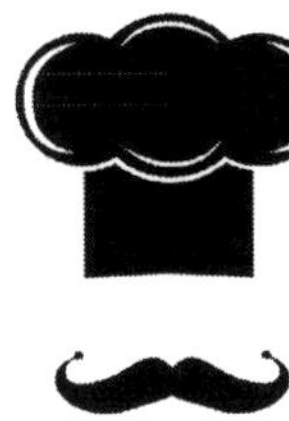

Zubereitungszeit	10 Minuten
Schwierigkeit	sehr einfach
Portionen	2 Portionen

Pro Portion

Kalorien	186 kcal
Protein	23 g
Fett	5 g
Kohlenhydrate	3 g

Zutaten

1 Banane

2 getrocknete Datteln (entsteint)

1 TL Kokosöl

150 g Blaubeeren

300 ml Mandeldrink (Mandelmilch)

1 Prise Zimt

2 TL Kokosraspel

3 Blätter frische Minze

Zubereitung

Banane von der Schale befreien und in Stücke zerschneiden. Datteln zweiteilen und den Kern herausnehmen.

Kokosöl gemeinsam mit Banane, Datteln, Blaubeeren, Mandelmilch, Zimt und Kokosraspeln in ein geeignetes Gefäß füllen und alles auf höchster Stufe glatt pürieren, bis der Smoothie die gewünschte Konsistenz annimmt.

Blauer-Kokos-Smoothie in 2 Gläser schenken und mit Kokosraspeln und Minze garniert genießen.

Granatapfel-Cranberry-Smoothie

Zubereitungszeit	10 Minuten
Schwierigkeit	sehr einfach
Portionen	2 Portionen

Pro Portion

Kalorien	152 kcal
Protein	17 g
Fett	4 g
Kohlenhydrate	9 g

Zutaten

1 Granatapfel

100 g Cranberrys

150 g Joghurt (1,5 % Fett)

flüssiger Süßstoff nach Belieben

250 ml Milch (1,5 % Fett)

Eiswürfel

Zubereitung

Am Strunk des Granatapfels ein keilförmiges Stück ausschneiden. Dann die Frucht über einer Schüssel mit etwas Druck vorsichtig in zwei Teile auseinanderbrechen, sodass die meisten Kerne aus der Schale fallen. Gegebenenfalls mit dünnen Gummi- oder Einweghandschuhen den Granatapfel bearbeiten, da der Saft sehr stark färbt.

Etwa 1 EL der Granatapfelkerne an die Seite stellen. Den Rest mit den Cranberrys und dem Joghurt in ein geeignetes Rührgefäß schütten und mit einem Pürierstab pürieren. Nach eigenem Geschmack mit etwas Süßstoff nachsüßen, die Milch und Eiswürfel unterrühren und nochmals kurz mit dem Pürierstab einmixen. Auf 2 Gläser aufteilen und mit den restlichen Granatapfelkernen garniert servieren.

Oranger-Ananas-Smoothie

Zubereitungszeit	10 Minuten
Schwierigkeit	sehr einfach
Portionen	2 Portionen

Pro Portion

Kalorien	132 kcal
Protein	16 g
Fett	0 g
Kohlenhydrate	7 g

Zutaten

200 g Joghurt, Natur 3,8%

50 g Ananas roh

40 g Orange

50 g Banane

50 ml Trinkwasser nach Bedarf

1 TL Zitronensaft frisch gepresst

1 TL Agavendicksaft nach Bedarf

Zubereitung

Die Schale der Ananas großzügig abtrennen und das harte Mittelstück aus der Ananas lösen, dann in Stücke teilen. Orange aus der Schale lösen. Die Schale der Banane entfernen und grob in Stücke schneiden oder brechen.

Ananas, Orange und Banane mit Joghurt und Wasser in ein geeignetes Rührgefäß füllen und pürieren. Den Frucht Smoothie mit Zitronen- und Agavendicksaft nach eigener Vorliebe süßen und auf zwei Gläser aufteilen.

Kurkuma-Smoothie

Zubereitungszeit	5 Minuten
Schwierigkeit	sehr einfach
Portionen	1 Portionen

Pro Portion

Kalorien	76 kcal
Protein	16 g
Fett	0 g
Kohlenhydrate	1 g

Zutaten

200 g Papaya

2 EL Limettensaft, frisch

1 TL Kurkuma Pulver

200 ml Leitungswasser

Zubereitung

Papaya in zwei Hälften Teilen und mit einem Löffel die Kerne aus dem Inneren lösen. Fruchtfleisch der Papaya aus der Schale nehmen und in ein geeignetes Rührgefäß füllen. Limettensaft, Kurkuma und Wasser mit in das Rührgefäß geben und alles glatt pürieren. Papaya-Smoothie in ein Glas einschenken und umgehend genießen.

Grüner-Bananen-Smoothie

Zubereitungszeit	10 Minuten
Schwierigkeit	sehr einfach
Portionen	1 Portionen

Pro Portion

Kalorien	261 kcal
Protein	23 g
Fett	14 g
Kohlenhydrate	8 g

Zutaten

60 g Avocado frisch Hass

30 g Babyspinat frisch

70 g Banane

2 Datteln

100 ml Trinkwasser nach Bedarf

Zubereitung

Avocado in zwei Teile schneiden und den Kern vom Fruchtfleisch lösen, dann das Fruchtfleisch aus der Schale löffeln und in ein geeignetes Rührgefäß füllen. Blattspinat abbrausen. Die Schale der Banane entfernen und in grobe Stücke zerbrechen.

Spinat, Banane und entsteinte Datteln zu der Avocado in das Rührgefäß zufügen. Alles mit dem Pürierstab pürieren, bei Bedarf noch etwas Wasser hinzugeben, bis die gewünschte Konsistenz erreicht ist. Den grünen Smoothie in ein Glas schenken und umgehend genießen.

Roter-Himbeere-Smoothie

Zubereitungszeit	5 Minuten
Schwierigkeit	sehr einfach
Portionen	2 Portionen

Pro Portion

Kalorien	176 kcal
Protein	18 g
Fett	9 g
Kohlenhydrate	4 g

Zutaten

125 g Himbeeren

50 g Joghurt, Natur 1,8%

25 g Mandeln gemahlen

25 g Haferflocken

1 Stängel Minze

100 ml Sojadrink, Bio

200 ml Trinkwasser nach Bedarf

Zubereitung

Himbeeren abbrausen und trocknen lassen. Die Minze abwaschen und die Blätter vom Stiel streifen. 4 Blättchen für die Garnitur bei Seite legen. Die restlichen Minzblätter mit den Himbeeren, dem Joghurt, den Mandeln und Haferflocken in ein geeignetes Rührgefäß geben.

Milch bzw. Nussdrink und 100 ml Wasser hinzufügen und alles glatt pürieren. Wenn der Smoothie noch zu dick ist, einfach noch etwas Wasser beifügen und nochmals mit dem Pürierstab vermengen. Himbeer-Smoothie in zwei Gläser schenken und mit ein wenig Haferflocken und Minzblättern angerichtet servieren.

Sellerie-Smoothie

Zubereitungszeit	10 Minuten
Schwierigkeit	sehr einfach
Portionen	1 Portionen

Pro Portion

Kalorien	105 kcal
Protein	3 g
Fett	0 g
Kohlenhydrate	20 g

Zutaten

1 Stange Bleichsellerie (Stangensellerie), roh

1 Apfel

50 g Babyspinat frisch

1 Datteln

200 ml Trinkwasser nach Bedarf

Zubereitung

Selleriestange, Apfel und Babyspinat abwaschen und abtropfen lassen. Selleriestange nochmals säubern und in grobe Stücke zerteilen. Apfel in zwei Hälften schneiden, das Kerngehäuse aus dem Apfel lösen und in grobe Stücke zerteilen.

Sellerie, Apfel, Spinat und die Dattel in ein geeignetes Rührgefäß geben, mit 200 ml Wasser auffüllen und glatt pürieren. Smoothie in ein Glas schenken und servieren.

Kiwi-Smoothie

Zubereitungszeit	5 Minuten
Schwierigkeit	sehr einfach
Portionen	1 Portionen

Pro Portion

Kalorien	363 kcal
Protein	15 g
Fett	28 g
Kohlenhydrate	9 g

Zutaten

1 Kiwi

10 g Cashewkerne

30 g Spinat

½ Avocado

½ Apfel

1 Stängel Minze

1 Spritzer Limettensaft, frisch gepresst

200 ml Wasser

Zubereitung

Spinat, Apfel und Minze abwaschen und trocknen lassen. Das Kerngehäuse des Apfels ausschneiden und den Apfel in Stücke zerschneiden. Fruchtfleisch der Avocado aus der Schale lösen und klein würfeln. Kiwi der Länge nach teilen und mit einem Löffel das Fruchtfleisch aus der Schale holen.

Kiwi, Spinat, Apfel, Avocado, Minze, Limettensaft und Cashewkerne mit 200 ml Wasser in ein geeignetes Rührgefäß füllen und mit dem Pürierstab fein pürieren. Smoothie in ein Glas umfüllen und servieren.

Tropical-Smoothie

Zubereitungszeit	10 Minuten
Schwierigkeit	sehr einfach
Portionen	2 Portionen

Pro Portion

Kalorien	189 kcal
Protein	4 g
Fett	18 g
Kohlenhydrate	4 g

Zutaten

1 Avocado frisch

100 g Honigmelone

2 EL Kokosöl

2 Stängel Minze

100 ml Leitungswasser nach Bedarf

Zubereitung

Avocado der Länge nach halbieren und das Fruchtfleisch mit einem Löffel aus der Schale herausnehmen. Melone von der Schale trennen und zusammen mit Avocado und Kokosöl in ein geeignetes Rührgefäß umfüllen.

Minze abwaschen, trockenklopfen und auch in den Rührbecher hinzugeben. Alles gut pürieren, nach Bedarf etwas Wasser zugeben und in einem Glas servieren.

Strawberry-Smoothie

Zubereitungszeit	10 Minuten
Schwierigkeit	sehr einfach
Portionen	2 Portionen

Pro Portion

Kalorien	85 kcal
Protein	7 g
Fett	12 g
Kohlenhydrate	1 g

Zutaten

150 g Erdbeeren

25 g Whey Protein Pulver Vanille

100 g Sojajoghurt

200 ml Trinkwasser

Zubereitung

Erdbeeren säubern, putzen und den Kelchansatz entfernen. Alle Zutaten in ein hohes Rührgefäß geben und glatt pürieren. Smoothie in zwei Gläser einschenken und gekühlt genießen

Fruchtcocktail-Smoothie

Zubereitungszeit	10 Minuten
Schwierigkeit	sehr einfach
Portionen	2 Portionen

Pro Portion

Kalorien	132 kcal
Protein	17 g
Fett	6 g
Kohlenhydrate	0 g

Zutaten

200 g Joghurt, Natur 3,8%

50 g Ananas roh

40 g Orange

50 g Banane

50 ml Trinkwasser nach Bedarf

1 TL Zitronensaft frisch gepresst

1 TL Agavendicksaft nach Bedarf

Zubereitung

Die Schale der Ananas entfernen und das harte Mittelstück herausschneiden, dann in Stücke zerschneiden. Die Schale der Orange abschälen. Banane aus der Schale lösen und grob in Stücke teilen.

Ananas, Orange und Banane mit Joghurt und Wasser in ein hohes Rührgefäß geben und glatt pürieren. Den Frucht Smoothie mit Zitronen- und Agavendicksaft nach Bedarf süßen und auf zwei Gläser aufteilen und umgehend genießen.

Grüner-Überraschungssmoothie

Zubereitungszeit	5 Minuten
Schwierigkeit	sehr einfach
Portionen	1 Portion

Pro Portion

Kalorien	363 kcal
Protein	25 g
Fett	22 g
Kohlenhydrate	6 g

Zutaten

1 Kiwi

10 g Cashewkerne

30 g Spinat

½ Avocado

½ Apfel

1 Stängel Minze

1 Spritzer Limettensaft, frisch gepresst

200 ml Wasser

Zubereitung

Spinat, Apfel und Minze säubern und abtrocknen lassen. Das Kerngehäuse des Apfels herausnehmen und den Apfel in Stücke zerschneiden. Das Fruchtfleisch der Avocado aus der Schale löffeln und grob zerschneiden. Kiwi waagerecht halbieren und mit einem Löffel das Fruchtfleisch aus der Schale lösen.

Kiwi, Spinat, Apfel, Avocado, Minze, Limettensaft und Cashewkerne mit 200 ml Wasser in ein hohes Rührgefäß füllen und mit dem Pürierstab glatt pürieren. Smoothie in ein Glas schenken und servieren.

Rosa-Buttermilch-Smoothie

Zubereitungszeit	10 Minuten
Schwierigkeit	sehr einfach
Portionen	2 Portionen

Pro Portion

Kalorien	65 kcal
Protein	14 g
Fett	1 g
Kohlenhydrate	7 g

Zutaten

200 ml Buttermilch

200 ml Leitungswasser

60 g Himbeeren

5 ml Zitrone frisch gepresst

5 g gerieben Ingwer

2 TL Agavendicksaft

2 Stängel Minze

Zubereitung

Himbeeren abwaschen. Buttermilch, Himbeeren, Zitronensaft und Agavendicksaft in ein geeignetes Rührgefäß geben und zu einem Brei mixen.

Ingwer mithilfe eines Löffels schälen und fein hobeln, anschließend zum Himbeerpüree beifügen. Mit Wasser angießen und gut vermixen. In zwei Gläser einschenken und mit etwas frischer Minze garnieren. Umgehend servieren und genießen.

Frischer-Süß-Sauer-Smoothie

Zubereitungszeit	15 Minuten
Schwierigkeit	sehr einfach
Portionen	4 Portionen

Pro Portion

Kalorien	38 kcal
Protein	7 g
Fett	1 g
Kohlenhydrate	1 g

Zutaten

300 g Erdbeeren

200 ml Wasser

100 ml Orangensaft, frisch gepresst

4 EL Joghurt, 3,8 %

Eis, Crushed Ice

Zubereitung

Erdbeeren säubern, putzen und trocknen lassen. 4 - 6 Erdbeeren in klein würfeln und zur Seite geben. Minze säuern, trockenschütteln und leicht gegen die Küchenarbeitsplatte klopfen, damit bekommt die Minze ihr volles Aroma, anschließend die Blätter absteifen.

Erdbeeren, Orangensaft und Wasser in ein hohes Rührgefäß geben und alles glatt mixen. Einige Minzblätter gemeinsam mit dem Eis auf 4 Gläser aufteilen und dann mit dem Smoothie aufgießen. Erdbeerwürfel und ein paar Minzblätter als Garnitur auf den Smoothie anrichten und sofort servieren.

Frühstück

Pflaumen-Joghurt Bowl mit Kokos und Kakao Nibs

Zubereitungszeit	10 Minuten
Schwierigkeit	sehr einfach
Portionen	1 Portion

Pro Portion

Kalorien	435 kcal
Protein	27 g
Fett	10 g
Kohlenhydrate	16 g

Zutaten

200 g Joghurt, Natur 1,8%

100 g blaue Pflaumen

10 g Kakaonibs

10 g Erdnüsse

20 g Kokoschips, geröstet

Agavendicksaft nach Bedarf

Zubereitung

Pflaumen waschen, ein paar für das Topping zur Seite legen, den Rest zweiteilen und entsteinen. Die entsteinten Pflaumen mit dem Joghurt in ein hohes Rührgefäß geben und mit dem Pürierstab fein pürieren.

Je nach Süße der Pflaumen die Mischung noch mit Agavendicksaft süßen, dann in eine Schüssel geben. Erdnüsse grob hacken und mit den restlichen Pflaumen, Kakaonibs und Kokoschips auf der Pflaumen-Joghurt Bowl garnieren.

Müsli mit Joghurt und Früchten

Zubereitungszeit	45 Minuten
Schwierigkeit	sehr einfach
Portionen	2 Portionen

Pro Portion

Kalorien	390 kcal
Protein	14 g
Fett	9 g
Kohlenhydrate	10 g

Zutaten

200 g Joghurt, nach griechischer Art

50 g Erdbeeren

1 mittlere Kiwi

25 g Mandeln

25 g Erdnüsse

10 g Walnusskerne, frisch

10 g Sonnenblumenkerne

10 g Kokosmehl

1 Eiweiß, Hühnerei

1 TL Xucker Premium (finnisches Xylit)

½ TL Bourbon-Vanille, gemahlen

1 Prise Meersalz

Zubereitung

Nüsse in der Moulinette zermalmen, aber nicht mahlen. Alternativ Nüsse mit einem geeigneten Messer grob hacken. Sonnenblumenkerne, Nüsse, Mehl, Xucker, Vanille, Salz und Eiweiß in eine Schüssel füllen und durchmischen.

Müsli-Mischung auf ein mit Backpapier ausgelegtes Backblech kleksen und ausbreiten. Müsli auf mittlerer Schiene im vorgeheizten Backofen bei 125°C für 20 - 30 Minuten rösten.

Zwischendurch zwei- bis dreimal das Blech herausnehmen und mit einem Löffel das Müsli verrühren, so dass es gleichmäßig goldgelb gart. Müsli dann abkühlen lassen und auf zwei Gläser aufteilen bzw. bis zum Verzehr luftdicht verschlossen aufbewahren.

Kiwi abschälen und in Stücke schneiden. Erdbeeren abwaschen, abtropfen lassen und den Strunk herausschneiden, dann zweiteilen. Joghurt auf das Müsli setzen und die Früchte darauf dekorativ anrichten.

Limettencreme mit Pfirsich

Zubereitungszeit	5 Minuten
Schwierigkeit	sehr einfach
Portionen	2 Portionen

Pro Portion

Kalorien	201 kcal
Protein	20 g
Fett	3 g
Kohlenhydrate	16 g

Zutaten

200 g Quark, Magerstufe

300 g Joghurt, Natur 1,8%

1 Limette, frisch

120 g Pfirsich, gelb, frisch

1 TL Agavendicksaft

Zubereitung

Limette heiß abbrausen und abtrocknen. Mit der Reibe Limettenzesten abhobeln. Limette dann zweiteilen und eine Hälfte ausdrücken. Pfirsiche abwaschen und abtropfen lassen. Pfirsiche dann zweiteilen, Kern herauslösen und in Stücke schneiden.

Joghurt und Quark in eine Schüssel füllen und vermengen. Limettensaft und -zesten beifügen und einrühren. Limettencreme nach Bedarf mit Agavendicksaft zusätzlich süßen und auf in zwei Gläser geben. Pfirsichstücke auf die Limettencreme drapieren und servieren.

Griechischer Joghurt mit Chia und Heidelbeeren

Zubereitungszeit	5 Minuten
Schwierigkeit	sehr einfach
Portionen	1 Portion

Pro Portion

Kalorien	297 kcal
Protein	9 g
Fett	6 g
Kohlenhydrate	12 g

Zutaten

150 Griechischer Joghurt

50 g Heidelbeeren

2 EL Chia Samen

½ TL Agavendicksaft, optional

Zubereitung

Griechischen Joghurt und Chia-Samen in eine Schüssel füllen und vermengen. Joghurt nach Belieben mit etwas Agavendicksaft versüßen.

Heidelbeeren abwaschen und im Sieb abtrocknen lassen. Joghurt in ein Glas oder eine Schüssel geben und Heidelbeeren darauf drapieren.

Chia-Kokos-Pudding mit Himbeeren

Zubereitungszeit	15 Minuten + 30 Minuten
Schwierigkeit	sehr einfach
Portionen	2 Portionen

Pro Portion

Kalorien	396 kcal
Protein	11 g
Fett	17 g
Kohlenhydrate	11 g

Zutaten

60 g Chia Samen

500 ml Kokosmilch (alternativ Mandel- oder Sojamilch)

150 g Himbeeren (frisch oder TK)

1 Kiwi

2 - 3 Stängel frische Minze

1 TL Agavendicksaft

Zubereitung

Himbeeren abwaschen und etwa 2/3 davon mit dem Pürierstab pürieren. Chia-Samen in die Milch füllen und solange mischen, bis keine Klümpchen mehr zu erkennen sind. Himbeerpüree und Agavendicksaft zum Chia-Pudding füllen gut verquirlen.

Chia-Pudding mindestens 30 Minuten, besser über Nacht im Kühlschrank, ausquellen lassen. Kiwi abschälen und in Stücke schneiden. Minze hacken und mit der Kiwi durchmischen. Früchte auf den Chia-Pudding anrichten und mit Minzblättern garnieren.

Pflaumen-Joghurt

Zubereitungszeit	10 Minuten + 10 Minuten
Schwierigkeit	sehr einfach
Portionen	2 Portionen

Pro Portion

Kalorien	258 kcal
Protein	8 g
Fett	10 g
Kohlenhydrate	32 g

Zutaten

½ Zitrone

200 g Bananen (1 Banane)

100 g blaue Pflaumen

20 g Walnusskerne (1 gehäufter EL)

1 TL Sesamöl

2 TL flüssiger Honig

300 g Joghurt (1,5 % Fett)

½ TL gemahlener Anis

Zubereitung

Zitronenhälfte ausdrücken und auspressen. Banane aus der Schale nehmen, in Scheiben zerschneiden und mit 1 TL Zitronensaft benetzen.

Pflaumen schälen, entkernen und das weiche Fruchtfleisch in Stücke schneiden. Walnüsse grob hacken.

In einer beschichteten Pfanne Das Sesamöl langsam heiß werden lassen. Pflaumen und Banane darin etwa 1 Minute bei mittlerer Hitze durchbraten, dabei durchrühren. Anschließend auf 2 kleinen Schüsseln aufteilen und 5–10 Minuten auskühlen lassen.

Honig, Joghurt und Anis verquirlen. Über das abgekühlte Obst träufeln. Gehackte Walnüsse darüber anrichten und servieren.

Beeren-Bowl

Zubereitungszeit	20 Minuten
Schwierigkeit	sehr einfach
Portionen	4 Portionen

Pro Portion

Kalorien	393 kcal
Protein	17 g
Fett	21 g
Kohlenhydrate	30 g

Zutaten

600 g Beeren (Himbeeren, Heidelbeeren, Brombeeren)

300 g kleine Bananen (2 kleine Bananen)

30 g Acai Pulver (3 EL)

600 g Joghurtalternative aus Soja

200 ml Mandeldrink (Mandelmilch)

30 g heller Sesam (2 EL)

30 g Erdnüsse

30 g Sonnenblumenkerne (2 EL)

30 g Kürbiskerne (2 EL)

Zubereitung

Beeren abbrausen, verlesen und abtropfen lassen; je 50 g Heidelbeeren und Brombeeren an die Seite stellen. Bananen aus der Schale holen, in Stücke brechen und mit Beeren, Acai-Pulver, Joghurtalternative und Mandeldrink zu einer homogenen Masse pürieren. Smoothie in 4 Bowls füllen.

Für das Drapieren in einer heißen Pfanne Sesam mit Erdnüssen, Sonnenblumen- und Kürbiskernen bei mittlerer Temperatur anrösten. Anschließend 3 Minuten zur Seite stellen und auskühlen lassen. Bowls mit gerösteten Samen, Nüssen und Kernen, sowie restlichen Heidel- und Brombeeren drapieren und servieren.

Quinoa zum Frühstück

Zubereitungszeit	20 Minuten
Schwierigkeit	sehr einfach
Portionen	2 Portionen

Pro Portion

Kalorien	335 kcal
Protein	14 g
Fett	9 g
Kohlenhydrate	48 g

Zutaten

100 g Quinoa

300 ml Milch oder Wasser

2 Handvoll Obst (Erdbeeren, Himbeeren, Brombeeren)

2 EL Erdnüsse

Honig nach Belieben

Zubereitung

Die Quinoa in einem Sieb so lange mit kaltem Wasser auswaschen, bis dieser klar ist.

Die Milch zum Kochen bringen und die Quinoa hineingeben. Nun zugedeckt bei niedriger Temperatur etwa 15 Minuten einkochen lassen, bis die Körner weich sind, zwischendurch gelegentlich umrühren.

In der Zwischenzeit das Obst abwaschen, gegebenenfalls den Strunk entfernen und in mundgerechte Stücke teilen.

Quinoa vom Herd stellen, umrühren und für weitere fünf Minuten ruhen lassen.

Das fertige Getreide auf zwei Schüsseln aufteilen, das Obst und die Erdnüsse darauf dekorativ anrichten und mit Honig beträufeln.

Chia-Pudding mit Beeren-Extra

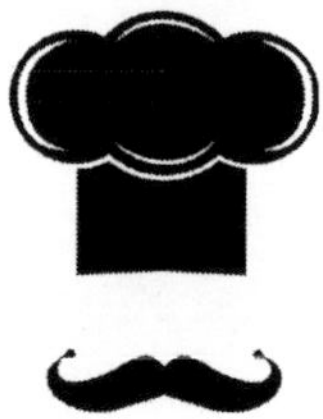

Zubereitungszeit	20 Minuten + 12 Stunden
Schwierigkeit	sehr einfach
Portionen	4 Portionen

Pro Portion

Kalorien	128 kcal
Protein	3 g
Fett	4 g
Kohlenhydrate	17 g

Zutaten

½ Vanilleschote

400 ml Mandeldrink (Mandelmilch)

30 g Chiasamen (4 EL)

1 Prise gemahlener Kardamom

250 g Erdbeeren

1 Banane

1 EL Ahornsirup

Zubereitung

Vanilleschote längs halbieren und Vanillemark mit einem Messer aus der Schote kratzen. Mandeldrink, Chiasamen, Vanillemark und Kardamom verquirlen und etwa 20 Minuten ruhen lassen.

Chia-Pudding in 4 Gläser füllen und abgedeckt für 12 Stunden, optimal über Nacht, in den Kühlschrank stellen zum Ausquellen.

Danach Erdbeeren abwaschen und abtropfen lassen. Banane aus der Schale nehmen und in mundgerechte Scheiben schneiden. Beides mit Ahornsirup vermischen und auf die Chia-Puddings verteilen.

Guten-Morgen-Quark

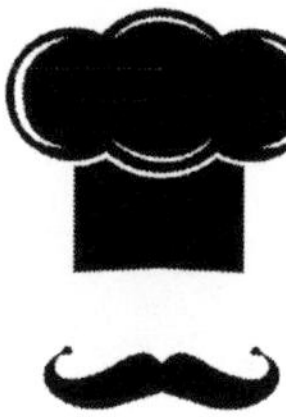

Zubereitungszeit	10 Minuten
Schwierigkeit	sehr einfach
Portionen	1 Portion

Pro Portion

Kalorien	235 kcal
Protein	21 g
Fett	3 g
Kohlenhydrate	29 g

Zutaten

150 g Quark, Magerstufe

50 g frisch oder tiefgekühlt Erdbeeren

30 g Heidelbeeren

40 g Banane

1 TL Kokosraspeln

1 EL Goji Beeren

1 TL Leinsamen

Agavendicksaft nach Bedarf

Zubereitung

Erdbeeren und Quark in ein geeignetes Rührgefäß füllen und mit dem Pürierstab zu einer homogenen Masse pürieren. Frucht-Quark nach persönlichem Geschmack mit Agavendicksaft oder einem anderen Süßungsmittel nachsüßen.

Heidelbeeren abwaschen und abtrocknen lassen. Banane aus der Schale nehmen und in mundgerechte Scheiben schneiden. Erdbeer-Quark in eine Schüssel füllen und darauf die Heidelbeeren, Bananenscheiben, Leinsamen, Goji Beeren und Kokosraspeln dekorativ drapieren und servieren.

Apfel-Porridge

Zubereitungszeit	10 Minuten
Schwierigkeit	sehr einfach
Portionen	1 Portion

Pro Portion

Kalorien	360 kcal
Protein	26 g
Fett	13 g
Kohlenhydrate	28 g

Zutaten

60 g Protein Porridge

1 Apfel

1 EL Chia Samen

1 EL Leinsamen geschrotet

Zubereitung

Wasser aufkochen lassen. Protein Porridge mit dem Löffel in eine Schüssel einfüllen und mit 120 ml heißem Wasser übergießen. Porridge gut umrühren und 3 - 5 Minuten ruhen lassen.

In der Zwischenzeit den Apfel abwaschen, vierteilen und das Kerngehäuse auslösen. Apfelstücke mit der Reibe fein zerkleinern, dann mit Chia- und Leinsamen in das Porridge einrühren und warm genießen.

Flakes mit Erdnüssen und Feigen

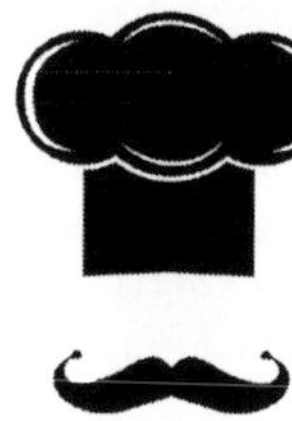

Zubereitungszeit	5 Minuten
Schwierigkeit	sehr einfach
Portionen	1 Portion

Pro Portion

Kalorien	564 kcal
Protein	52 g
Fett	20 g
Kohlenhydrate	33 g

Zutaten

1 Pfirsich

50 g Himbeeren

1 Feige

30 g Erdnüssen

65 g Sojaflocken entölt

250 g Sojajoghurt

Zubereitung

Soja-Flocken in eine Schüssel geben. Pfirsich, Feige und Himbeeren abwaschen und abtrocknen lassen. Pfirsich in zwei Hälften schneiden und den Kern vom Fruchtfleisch lösen, dann in Scheiben teilen. Feige in Scheiben aufschneiden.

Pfirsich- und Feigenscheiben mit den Himbeeren auf den Soja Flakes anrichten. Erdnüsse beilegen, nach eigener Vorliebe können diese noch gehackt werden. Sojajoghurt einrühren und alles vermengen.

Tipp: Für ein Meal Prep Gericht die Soja Flakes bereits mit dem Sojajoghurt verrühren und die Früchte in kleinen Stücken geschnitten oben drauf drapieren.

Heidelbeer-Bowl

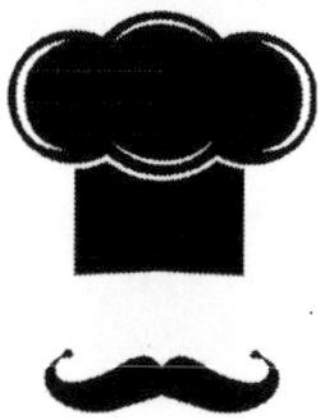

Zubereitungszeit	10 Minuten
Schwierigkeit	sehr einfach
Portionen	1 Portion

Pro Portion

Kalorien	545 kcal
Protein	17 g
Fett	43 g
Kohlenhydrate	19 g

Zutaten

250 g Joghurt, nach griechischer Art

1 TL Acai Pulver

1 TL Kakao, schwach entölt

40 g Heidelbeeren

1 TL Chia Samen

5 g Kokosraspeln

1 TL Blütenpollen

1 TL Walnüsse

20 g Kokos-Müsli

Agavendicksaft nach Bedarf

Zubereitung

Joghurt mit Acai Pulver und Kakao verquirlen. Joghurt nach eigenem Geschmack mit etwas Agavendicksaft nachsüßen, dann in eine Schüssel einfüllen.

Heidelbeeren abwaschen und abtrocknen lassen, dann auf den Joghurt anrichten. Chia Samen, Kokosraspeln, Blütenpollen, Walnüsse und Müsli auf der Bowl dekorativ anrichten und servieren.

Mango-Erdnuss-Frühstück

Zubereitungszeit	15 Minuten
Schwierigkeit	sehr einfach
Portionen	1 Portion

Pro Portion

Kalorien	323 kcal
Protein	14 g
Fett	16 g
Kohlenhydrate	29 g

Zutaten

20 g Vollkorn-Haferflocken

20 g Erdnüsse gehackt

2 TL Agavendicksaft

1 Prise Zimt, gemahlen

30 g Mango

200 ml Sojadrink, Bio

Zubereitung

Haferflocken und Erdnüsse in einer Pfanne ohne Fett rösten, zwischendurch mehrmals durchrühren, damit nichts verbrennt. Agavendicksaft und Zimt mit in die Pfanne füllen und einrühren.

Müsli zum Auskühlen auf einen großen Teller verteilen. In der Zwischenzeit das Fruchtfleisch der Mango in kleine Stücke aufteilen. Müsli mit Mango und Sojadrink in eine Schüssel füllen und servieren.

Frühstücks-Bowl der besonderen Art

Zubereitungszeit	10 Minuten
Schwierigkeit	sehr einfach
Portionen	1 Portion

Pro Portion

Kalorien	261 kcal
Protein	26 g
Fett	3 g
Kohlenhydrate	33 g

Zutaten

200 g Quark, Magerstufe

20 g Blaubeeren, gefroren

30 g Granatapfel, roh

1 Feige/n

30 g Banane

5 g Chia Samen

2 EL Leitungswasser

Zubereitung

Beeren mit 2 EL Leitungswasser in ein geeignetes Rührgefäß füllen und mit dem Pürierstab zu einer homogenen Masse pürieren. Quark in eine Schüssel umfüllen und das Beerenpüree unter den Quark mischen.

Feige abwaschen und abtrocknen, dann in Scheiben filet6ieren. Banane aus der Schale holen und in mundgerechte Scheiben aufschneiden. Granatapfelkerne vorsichtig aus der Schale klopfen.

Feigen- und Bananenscheiben, Granatapfelkerne sowie die Chia Samen auf dem Beeren-Quark dekorativ anrichten und servieren.

Mittagessen

Eine besondere Linsensuppe

Zubereitungszeit	50 Minuten +70 Minuten
Schwierigkeit	mittel
Portionen	4 Portionen

Pro Portion

Kalorien	585 kcal
Protein	39 g
Fett	17 g
Kohlenhydrate	19 g

Zutaten

100 g kleine rote Zwiebeln (2 kleine Zwiebeln)

1 Knoblauchzehe

2 Zweige Thymian

3 EL Olivenöl

150 g rote Linsen

1 EL Paprikapulver (edelsüß)

1 Msp. Kreuzkümmel

1 EL Tomatenmark

1 l Geflügelbrühe

275 g Entenbrustfilet (1 Entenbrustfilet)

Salz, Pfeffer

200 g sehr kleine Steinpilze

150 ml Sojacreme

Zubereitung

Zwiebeln und Knoblauch häuten und fein hacken. Thymian abwaschen, trockenklopfen und die Blättchen vom Stiel streifen.

1 1/2 EL Öl in einem Topf geben und heiß werden lassen. Zwiebeln und Knoblauch in dem Topf glasig anschwitzen. Linsen mit in den Topf geben und 1 Minute zusätzlich anschwitzen.

Paprikapulver und Kreuzkümmel einrieseln lassen. Tomatenmark einrühren, 30 Sekunden anschwitzen und mit der Brühe aufgießen. Aufkochen lassen und 15 Minuten bei niedriger Temperatur köcheln lassen.

Die Haut der Entenbrust mit einem sehr scharfen Messer rautenförmig leicht einschneiden, dabei das Fleisch ungeschnitten lassen. Die Brust mit der Hautseite nach unten in eine Pfanne setzen und zunächst scharf, dann bei niedriger Temperatur 15 Minuten braten.

Entenbrust in der Pfanne drehen und 2-3 Minuten auf der Fleischseite braten. Mit Salz und Pfeffer würzen. Die Entenbrust in Alufolie eingepackt 5 Minuten ausruhen lassen.

Die Steinpilze abbürsten, die Stielenden gegebenenfalls abschneiden, große Pilze eventuell in Hälften schneiden. Restliches Öl in eine Pfanne geben und heiß werden lassen. Die Pilze darin anbraten, mit Salz und Pfeffer verfeinern und mit Thymian würzen.

Die Suppe mittels eines Pürierstabs glatt pürieren und mit einem Esslöffel durch ein nicht zu feines Sieb in einen zweiten Topf drücken. Sojacreme in die Suppe unterrühren, nochmals zum Kochen bringen und mit Salz und Pfeffer nochmals abschmecken.

Die Entenbrust dünn in Scheiben filetieren und mit den Steinpilzen auf der Suppe angerichtet heiß servieren.

Sirt-Steaksalat

Zubereitungszeit	35 Minuten
Schwierigkeit	einfach
Portionen	2 Portionen

Pro Portion

Kalorien	441 kcal
Protein	50 g
Fett	21 g
Kohlenhydrate	10 g

Zutaten

250 g kleine Papaya (1 kleine Papaya)

200 g Tomaten (3 Tomaten)

½ Zitrone

4 EL Tomatensaft

1 TL flüssiger Honig

4 EL Olivenöl

5 Stiele Koriander

Salz, Pfeffer

Tabasco

1 TL schwarze Pfefferkörner

300 g Rumpsteak (2 Rumpsteaks)

1 TL Paprikapulver (rosenscharf)

250 g kleiner Chinakohl (0.5 kleiner Chinakohl)

Zubereitung

Das Fruchtfleisch der Papaya aus der Schale lösen und die Kerne mit einem Löffel auskratzen. Fruchtfleisch in mundgerechte Stücke Würfel zerschneiden.

Tomaten abwaschen, in vier Teile schneiden, dabei die Stielansätze wegschneiden und die Kerne der Tomaten entfernen. Tomaten und Papaya in einer Schüssel vermengen.

Die halbe Zitrone pressen. Tomatensaft, 1 EL Zitronensaft, Honig und 2 EL Olivenöl verquirlen.

Koriander abwaschen, trockenschütteln, Blätter vom Stiel streifen, hacken und unter die Tomatensauce ziehen.

Mit Salz, Pfeffer und Tabasco nach eigenem Ermessen würzen und in die Papaya- und Tomatenmischung einrühren.

Pfefferkörner im Mörser stoßen. Steaks mittels eines Küchenkrepps trockentupfen. Eine Seite mit Paprikapulver würzen, beide Seiten im gemahlenen Pfeffer panieren und leicht mit Salz überziehen.

Das restliche Öl in eine Pfanne geben und heiß werden lassen und die Steaks darin auf jeder Seite bei hoher Temperatur 3 Minuten rundherum scharf braten.

Steaks aus der Pfanne nehmen, in Aluminiumfolie einmanteln und 4 Minuten ausruhen lassen.

Inzwischen Chinakohl waschen, putzen und in feine Streifen filetieren. Auf einer Platte anrichten und die Papaya-Tomaten-Mischung darauf geben. Die Steaks in jeweils 5 Scheiben filetieren und auf dem Salat drapiert anrichten und umgehend servieren.

Gelbe Linsensuppe mit Chili, Ingwer und Kurkuma

Zubereitungszeit	45 Minuten
Schwierigkeit	mittel
Portionen	4 Portionen

Pro Portion

Kalorien	366 kcal
Protein	18 g
Fett	12 g
Kohlenhydrate	19 g

Zutaten

200 g Gelbe Linsen Bio Qualität

200 ml Kokosmilch

1 TL Thai-Curry-Paste Rote

500 ml Gemüse Fond, selbstgemacht

2 Schalotten

2 Knoblauch Zehen

1 Pfefferschote/n (Chili) roh

8 Stängel Koriander, frisch

2 Stange Bleichsellerie (Stangensellerie), roh

10 g Ingwer

1 Limette Bio Qualität

1 TL Kurkuma Pulver

1 TL Currypulver

1 TL Fünf Gewürze Pulver

½ TL Kreuzkümmel

1 Sternanis

1 TL Meersalz (Fleur de sel)

1 Prise Pfeffer schwarz

2 EL Kokosöl

Trinkwasser nach Bedarf

Zubereitung

Schalotten abziehen und fein würfeln. Knoblauch häuten und in feine Scheiben zerschneiden. Sellerie waschen, trocknen und in dünne Scheiben zerschneiden.

Kokosöl in einem hohen Topf heiß werden lassen und den Sellerie darin etwa 5 Minuten bei mittlerer Temperatur braten, so wird er angenehm weich. Dann die Currypaste hinzufügen und mit anbraten, Schalotten und Knoblauch dazulegen und alles glasig anschwitzen.

Alles mit etwas Gemüsefond aufgießen. Die Linsen nun in den Topf geben und 10 Minuten kochen lassen, nach und nach mit Gemüsefond aufgießen. Gewürze einrühren und die Kokosmilch beifügen. Ingwer hobeln und in dir Suppe geben. Alles bei niedriger Temperatur etwa 20 Minuten kochen lassen, zwischenzeitlich umrühren.

Damit die Suppe etwas sämiger wird, den Pürierstab 2 - 3 Mal kurz in den Topf geben und die Suppe zart pürieren. Limette warm abwaschen, die Schale mit der Reibe in kleinen Zesten abhobeln und in die Suppe einrühren.

Chilischote abbrausen und in feine Ringe zerschneiden. Koriander abwaschen und die Blätter abstreifen. Die Suppe mit Salz und Pfeffer würzen und zusammen mit dem Koriander und der Chilischote garniert anrichten und servieren.

Quinoa auf Fernöstlich

Zubereitungszeit	40 Minuten
Schwierigkeit	sehr einfach
Portionen	4 Portionen

Pro Portion

Kalorien	472 kcal
Protein	18 g
Fett	25 g
Kohlenhydrate	45 g

Zutaten

200 g Quinoa

500 g Brokkoli (1 Brokkoli)

300 g Austernpilze

5 Frühlingszwiebeln

4 Schalotten

20 g Ingwer (1 Stück)

1 Knoblauchzehe

2 EL Kokosöl

1 TL Kurkuma

1 TL indisches Currypulver

5 g Kokosblütenzucker (1 TL)

150 ml Kokosmilch

Salz, Pfeffer

100 g Frischkäse

1 Mandarine (Saft)

Zubereitung

Quinoa in einem Sieb unter fließendem warmem Wasser gründlich waschen, in einen Topf füllen und nach Packungsanleitung zubereiten.

Inzwischen Brokkoli abwaschen, säubern, in kleine Röschen aufteilen, Strunk abschälen und in Stifte zerschneiden. Brokkoli in einem Dämpfeinsatz über Wasserdampf zugedeckt in ca. 5 Minuten dampfgaren.

Inzwischen Pilze verputzen und in mundgerechte Stücke aufschneiden. Frühlingszwiebeln abwaschen, putzen und in Röllchen zerteilen. Schalotten, Ingwer und Knoblauch häuten und klein hacken. 1 EL Öl in einem kleinen Topf auf Temperatur bringen und Schalotten, Ingwer und Knoblauch darin bei mittlerer Hitze glasig anschwitzen. Kurkuma, Currypulver und Zucker hinzugeben und 2 Minuten kochen lassen, bis die Masse leicht karamellisiert. Mit der Kokosmilch auffüllen und 5–8 Minuten bei niedriger Temperatur köcheln lassen, dabei ab und zu umrühren.

In der Zwischenzeit das restliche Öl in eine Pfanne geben und auf Temperatur bringen. Pilze und Frühlingszwiebeln darin bei mittlerer Temperatur ca. 5 Minuten komplett anschwitzen. Mit Salz und Pfeffer dem Kochgut Geschmack verleihen. Frischkäse und Mandarinensaft unter die Currysauce ziehen und Sauce schaumig mittels eines Pürierstabs aufschlagen. Mit Salz und Currypulver nochmals kräftig abschmecken und ordentlich einrühren.

Quinoa nach Belieben mithilfe von Garnierringen auf 4 Tellern anrichten und Pilz-Zwiebel-Mischung und Brokkoli darauf drapieren. Sauce ebenfalls auf den Tellern dekorativ zubereiten und servieren.

Scharfer Lachs

Zubereitungszeit	30 Minuten + 20 Minuten
Schwierigkeit	einfach
Portionen	4 Portionen

Pro Portion

Kalorien	480 kcal
Protein	36 g
Fett	29 g
Kohlenhydrate	16 g

Zutaten

2 Jalapeños (Glas)

3 Bio-Limetten

1 EL Chilipulver

1 TL brauner Zucker

5 ½ EL Öl

720 g Lachsfilet (4 Lachsfilets)

300 g rote Paprikaschote (2 rote Paprikaschoten)

200 g vollreife, kleine Mango (1 vollreife, kleine Mango)

1 rote Zwiebel

½ Bund Koriander

Salz, Pfeffer, Zucker

150 g saure Sahne

Zubereitung

Jalapeños im Sieb gründlich abtrocknen lassen, in zwei Hälften schneiden, Kerne aus den Chilis lösen und mit einer Gabel zu einer feinen Paste zerdrücken. Limetten pressen. Die Schale einer entsafteten Limettenhälfte zu Zesten verarbeiten.

Jalapeños in einer Schüssel mit Chilipulver, braunem Zucker, 2 EL Öl und 2 EL Limettensaft gründlich durchrühren und verbinden.

Lachsfilets gründlich abwaschen, gut trockentupfen und in die Würzflüssigkeit geben, damit der Fisch mariniert. Bis zur weiteren Verarbeitung in den Kühlschrank kühl lagern.

Paprikaschoten abwaschen, in vier Teile zerschneiden, Kerne vom Fruchtfleisch trennen, nochmals waschen und mit der Haut nach oben auf ein Backblech ablegen. Unter dem heißen Grill des Backofens rösten, bis die Haut komplett schwarz geworden ist und Blasen wirft.

Geröstete Paprika anschließend in eine Schüssel setzen, mit einem Teller abdecken und 10 Minuten nachdämpfen lassen.

Nun die schwarze Haut der Paprika abhäuten und die Paprikaschoten in feine Rauten aufschneiden.

Die Schale der Mango mittels eines Sparschälers von der Frucht lösen. Das Fruchtfleisch in Scheiben vom Stein filetieren und ebenfalls in Rauten aufschneiden.

Zwiebel häuten und sehr fein hacken. Koriander gründlich reinigen und trockenklopfen. Blätter vom Stiel streifen und ebenfalls hacken.

Paprika, Mango, Zwiebeln und Koriander in einer Schüssel mit restlichem Limettensaft und Öl (1/2 EL zurückbehalten) gründlich marinieren. Mit Salz, Pfeffer und 1 Prise Zucker veredeln.

Saure Sahne mit abgeriebener Limettenschale, Salz und Pfeffer zu glattrühren.

Eine Grillpfanne heiß werden lassen und mit dem zur Seite gestelltem Öl einpinseln. Lachsfilets aus der Marinade nehmen und etwas abtrocknen lassen, sodass es nicht mehr tropft.

In einer Grillpfanne von jeder Seite 3-4 Minuten scharf anbraten, sodass sich das Grillmuster in den Lachs eingrillt. Saure Sahne in einen Spritzbeutel geben und auf 4 Teller mittels eines Rosettenaufsatzes auf die Teller spritzen, je 1 Portion Paprika-Mango-Sauce und Lachsfilet darauf ansprechend anrichten und servieren.

Gebackene Süßkartoffel mit Feta, Radieschen und Kresse

Zubereitungszeit	60 Minuten
Schwierigkeit	mittel
Portionen	2 Portionen

Pro Portion

Kalorien	563 kcal
Protein	21 g
Fett	5 g
Kohlenhydrate	28 g

Zutaten

2 mittlere Süßkartoffel/n

200 g Quark, 40% Fett i. Tr.

50 g Joghurt, nach griechischer Art

2 EL Zitrone frisch gepresst

100 g Gurke

5 g Ingwer

1 g Knoblauch Zehe

100 g Feta

1 Frühlingszwiebel/n

10 g Radieschensprossen, roh

5 Radieschen roh

2 EL Olivenöl

1 Prise Meersalz (Fleur de sel)

1 Prise Pfeffer schwarz

Zubereitung

Backofen auf 200°C Ober- und Unterhitze erhitzen. Süßkartoffeln abwaschen und trockenreiben, dann beide Süßkartoffeln vollständig mit Öl einpinseln. Süßkartoffeln auf einem mit Backpapier ausgelegten Blech auslegen und ca. 50 - 60 Minuten auf der mittleren Schiene backen.

Quark, Joghurt und Zitronensaft in eine Schüssel füllen. Knoblauch abziehen und umgehend mit der Knoblauchpresse in die Schüssel drücken. Die Schale der Gurke abschneiden und die Gurke fein reiben. Frühlingszwiebel abwaschen, abtrocknen und in dünne Ringe aufschneiden. Ingwer raspeln und zusammen mit der Gurke und der Frühlingszwiebel in die Schüssel füllen, etwas Salz und Pfeffer einrieseln lassen und alles cremig aufschlagen, bei Bedarf etwas Wasser dazu füllen, sollte es zu fest werden.

Radieschen abwaschen und in dünne Scheiben aufschneiden. Sprossen in ein Sieb füllen und ordentlich ausspülen, dann mit einem Küchentuch abtrocknen. Fetakäse trockentupfen und mit der Hand zerbröseln.

Die Süßkartoffeln aus dem Ofen holen, der Länge nach einkerben und zusammen mit der Quark-Mischung auf zwei Tellern aufteilen. Etwas Feta dekorativ drüberstreuen und mit Radieschen und Kresse garniert servieren.

Tropischer Gemüse-Salat

Zubereitungszeit	25 Minuten
Schwierigkeit	einfach
Portionen	4 Portionen
Pro Portion	
Kalorien	360 kcal
Protein	3 g
Fett	25 g
Kohlenhydrate	25 g

Zutaten

1200 g Grapefruit (4 Grapefruits)

400 g reife Avocado (2 reife Avocados)

2 Frühlingszwiebeln

2 TL Kardamomkapseln

½ Zitrone

3 EL Olivenöl

2 EL Honig

1 Msp. Piment

Salz, Pfeffer

40 g Brunnenkresse (1 Handvoll)

Zubereitung

Grapefruits mit einem Messer so dick von dem Fruchtfleisch abschneiden, dass auch die weiße Innenhaut mit abgeschnitten wird.

Grapefruitfilets aus den Trennhäuten lösen, dabei den Saft der Frucht in einer Schüssel einfangen.

Avocados in zwei Hälften zerteilen und die Steine mittels eines Esslöffels vom Fruchtfleisch ablösen. Die Hälften der Avocados zudem von der Schale befreien und das Fruchtfleisch in etwa 1 cm breite Spalten filetieren.

Frühlingszwiebeln säubern, gründlich waschen und schräg in dünne Ringe aufschneiden.

Ganze Kardamomkapseln oder die ausgenommenen Kardamomsamen im Mörser gut zermartern. Zitronenhälfte pressen.

Grapefruitsaft, 2 TL Zitronensaft, Kardamom, Öl, Honig und Piment so lange rühren, bis sich alles gut verbunden hat. Das Gewürz-Dressing mit Salz und Pfeffer nach eigenem Ermessen verfeinern.

Von der Brunnenkresse die unteren dicken Stiele ausschneiden. Brunnenkresse abschneiden, gründlich waschen und trockenklopfen. Brunnenkresse grob hacken.

Brunnenkresse mit etwa 1/3 des Gewürz-Dressings gut verrühren. Avocadofilets, Frühlingszwiebeln, Grapefruitfilets und die eingelegte Brunnenkresse auf Tellern dekorativ auftragen. Mit dem restlichen Gewürz-Dressing benetzen und umgehend genießen.

Weißer Salat

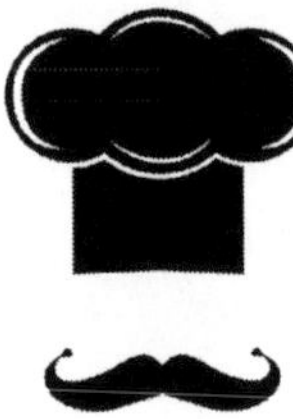

Zubereitungszeit	20 Minuten
Schwierigkeit	einfach
Portionen	4 Portionen

Pro Portion

Kalorien	282 kcal
Protein	14 g
Fett	8 g
Kohlenhydrate	32 g

Zutaten

1 Blumenkohl

2 EL Sesamöl

100 ml Gemüsebrühe

10 g Petersilie (0.5 Bund)

4 EL Joghurt (3,5 % Fett)

1 EL Limettensaft

1 Dose Kichererbsen (225 g Abtropfgewicht)

200 g Zuckerschoten

5 getrocknete Datteln (entsteint)

Zubereitung

Blumenkohl gründlich abwaschen, säubern und in kleine Röschen aufteilen. 1 EL Sesamöl in eine Pfanne geben, auf Temperatur bringen und die Blumenkohlröschen darin etwa 5 Minuten braten, bis sie gut geröstet sind. Mit Salz und Pfeffer verfeinern, Gemüsebrühe an den Blumenkohl gießen und einmal gut aufkochen lassen. Anschließend an die Seite stellen und auskühlen lassen.

Nun die Kichererbsen in ein Sieb geben und unter kaltem Wasser waschen und abtropfen lassen. Zuckerschoten abwaschen, gegebenenfalls säubern und in zwei Hälften aufschneiden. Datteln klein hacken.

Petersilie gründlich waschen, abtrocknen und auch hacken. Mit Joghurt, Limettensaft und restlichem Öl zu einem sämigen Dressing verrühren. Dressing mit Kreuzkümmel Kichererbsen, Zuckerschoten, Datteln und Blumenkohl mischen und einarbeiten und mit dem restlichen Joghurt-Dressing gereicht servieren.

Gebratene Pfifferlinge mit frischen Kräutern auf Brot

Zubereitungszeit	15 Minuten
Schwierigkeit	sehr einfach
Portionen	1 Portion

Pro Portion

Kalorien	400 kcal
Protein	17 g
Fett	3 g
Kohlenhydrate	12 g

Zutaten

300 g Pfifferlinge roh

1 Knoblauch Zehe

1 Schalotte

2 Stängel Thymian

1 Stängel Rosmarin

1 EL Butter

2 Scheiben Vollkornbrot

1 TL Olivenöl

1 Prise Meersalz (Fleur de sel)

1 Prise Pfeffer schwarz

Zubereitung

Pfifferlinge abbürsten und abwaschen. Etwas Butter und Öl in eine Pfanne geben und erhitzen. Knoblauch und Schalotte abziehen, fein würfeln und dann in der Pfanne anschwitzen. Die Pilze beifügen und bei mittlerer Hitze braten.

Rosmarin-Nadeln und Thymian-Blätter abstreifen, fein hacken und im Anschluss zu den Pilzen füllen. Pilze mit Salz und Pfeffer würzen. 2 Scheiben Brot mit Butter einstreichen und die Pilze darauf drapieren und umgehend genießen.

Salat a la Situinfood

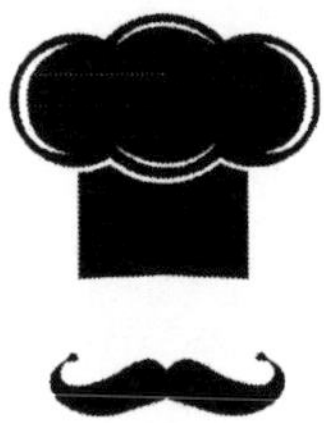

Zubereitungszeit	40 Minuten
Schwierigkeit	einfach
Portionen	2 Portionen

Pro Portion

Kalorien	304 kcal
Protein	25 g
Fett	13 g
Kohlenhydrate	11 g

Zutaten

3 Eier

500 g Brokkoli

3 kleine getrocknete Tomaten

Salz, Pfeffer

1 EL Pinienkerne

150 g Joghurt (1,5 % Fett)

1 TL Senf

1 TL Sesamöl

1 Knoblauchzehe

75 g braune Champignons (5 braune Champignons)

Zubereitung

Eier in kochendem Wasser in 8–10 Minuten hartkochen. Wasser abschütten, die Eier mit kaltem Wasser abschrecken und direkt pellen. Eier auskühlen lassen.

In der Zwischenzeit Brokkoli säubern, abwaschen und in Röschen aufteilen. Den Stiel mittels eines Sparschälers schälen und klein würfeln. Tomaten in feine Streifen filetieren.

Brokkoli zugedeckt 5–7 Minuten in ein wenig kochendem Salzwasser bei mittlerer Temperatur köcheln lassen. Tomatenstreifen ca. 3 Minuten mit zum Brokkoli geben. Brokkoli und Tomatenstreifen abgießen und gut austropfen lassen.

Währenddessen die Pinienkerne in einer kleinen Pfanne ohne Fett rösten und auf einem Teller völlig erkalten lassen.

Joghurt, Salz, Pfeffer, Senf und Öl zu einem Dressing glattrühren. Knoblauch häuten, durch eine Knoblauchpresse zum Joghurt drücken und unter den Joghurt rühren.

Champignons abputzen und in feine Scheiben aufschneiden.

Pilze, Tomatenstreifen und Brokkoli vorsichtig mit dem Joghurt-Dressing verbinden und 10 Minuten ruhen lassen.

Inzwischen die Eier in Spalten mittels eines Eierschneiders aufschneiden und zum Schluss vorsichtig unter den Salat heben. Den Eier-Brokkoli-Salat mit Pinienkernen garniert anrichten und servieren.

Pesto-Mittag

Zubereitungszeit	40 Minuten
Schwierigkeit	normal
Portionen	4 Portionen

Pro Portion

Kalorien	464 kcal
Protein	13 g
Fett	40 g
Kohlenhydrate	9 g

Zutaten

1 kg Blumenkohl

80 g Walnusskerne, frisch

6 Stängel Petersilie

6 Stängel Basilikum frisch

100 ml Olivenöl

40 g Parmesan

1 Knoblauch Zehe

1 Limette frisch gepresst

1 TL Meersalz (Fleur de sel)

1 Prise Pfeffer schwarz

0,5 g Pimentón de la Vera

1 TL Chiliflocken

Zubereitung

Backofen auf 160°C Umluft auf Temperatur bringen. Blumenkohl abwaschen und in etwa 2 cm dicke Filets aufschneiden. 2 EL Olivenöl, Pimentón de la Vera, Chiliflocken, Salz und Pfeffer in eine Schüssel gemeinsam gründlich verarbeiten. Damit die Blumenkohlfilets von beiden Seiten marinieren. Blumenkohl auf ein mit Backpapier belegtes Backblech auflegen und auf mittlerer Schiene im Backofen für etwa 25 - 30 min goldbraun werden lassen.

Basilikum und Petersilie gründlich waschen und trockenklopfen, die Kräuter im Ganzen mit den Stielen in ein geeignetes Gefäß füllen. Knoblauch häuten und zusammen mit den Walnüssen zu den Kräutern in den Rührbecher füllen. Das restliche Olivenöl während des Bearbeitens mit dem Pürierstab nach und nach einträpfeln lassen. Nun den Parmesan reiben und unter das Pesto arbeiten, anschließend noch einmal kurz gründlich mit einem Löffel einrühren. Das Pesto mit Salz, Pfeffer und Limettensaft verfeinern.

Den fertig gebackenen Blumenkohl auf die Teller auslegen und zusammen mit dem Pesto servieren.

Gebackener Kürbis in Ingwer-Kräuter-Knoblauch Marinade

Zubereitungszeit	40 Minuten
Schwierigkeit	mittel
Portionen	2 Portionen

Pro Portion

Kalorien	405 kcal
Protein	14 g
Fett	9 g
Kohlenhydrate	17 g

Zutaten

300 g Hokkaido Kürbis

2 Knoblauch Zehen

2 Zwiebel/n rot

8 Stängel Thymian, frisch

1 Stängel Rosmarin frisch

10 g gerieben Ingwer

½ Zitrone frisch gepresst

1 Prise Meersalz (Fleur de sel)

1 Prise Pfeffer schwarz

1 EL Balsamicoessig

6 EL Olivenöl

Zubereitung

Hokkaido Kürbis waschen, zweiteilen und die Kerne entfernen, anschließend in ca. 1 cm dicke Scheiben zerschneiden. Zwiebel abziehen und vierteln. Knoblauch häuten und mit Hilfe der Knoblauchpresse in die Schüssel drücken. Ingwer schälen und fein in die Schüssel hobeln. Thymian und Rosmarin waschen und mit einem Küchentuch abtrocknen. Vom Rosmarin die Nadeln abstreifen und fein hacken. Vom Thymian die kleinen Blätter vom Stängel streifen. Kräuter in die Schüssel füllen. Zitrone ausdrücken und zusammen mit dem Öl und dem Balsamico in die Schüssel füllen und alles ordentlich miteinander verrühren.

Backofen auf 180°C Umluft stellen. Kürbisscheiben in die Marinade legen und den Kürbis ordentlich damit einschmieren, die Stücke auf ein mit Backpapier belegtes Backblech setzen und verteilen. Zwiebelstückchen in die restliche Marinade einrühren und zwischen den Kürbisscheiben träufeln.

Zwei Knoblauchknollen quer in der Mitte zweiteilen und zwischen dem Kürbis auslegen. Mit Salz und Pfeffer verfeinern. Für etwa 15 - 20 Minuten im Ofen ausbacken. Anschließend kurz runterkühlen lassen und servieren.

Quinoa-Mittag mit Hähnchen

Zubereitungszeit	30 Minuten
Schwierigkeit	normal
Portionen	2 Portionen

Pro Portion

Kalorien	592 kcal
Protein	54 g
Fett	27 g
Kohlenhydrate	25 g

Zutaten

2 Hähnchenbrust Bio Qualität

60 g Quinoa

50 g Rotkohl roh

1 Möhre/n

40 g Kürbiskerne, schalenlos

1 Limette

3 EL Olivenöl

1 Prise Meersalz (Fleur de sel)

1 Prise Pfeffer schwarz

Zubereitung

Hähnchenbrust gründlich waschen und mit Küchenkrepp abtrocknen. Quinoa in ein Sieb füllen und unter kaltem Wasser gründlich waschen. Anschließend für 8 - 10 Minuten in einem kleinen Topf mit Wasser garen lassen.

Vom Rotkohl die äußeren Blätter abschneiden und ein Stück des Kohls in feine Streifen aufschneiden, alternativ mit einem Gemüsehobel bearbeiten. Möhre mittels Sparschäler schälen und fein reiben. Rotkohl und Möhre in eine Schüssel gemeinsam geben und zusammen mit den Kürbiskernen verrühren, anschließend auf zwei Dosen oder Gläser aufteilen.

Wenn der Quinoa soeben bissfest ist, das Wasser abgießen und die Quinoa im Topf ausdampfen lassen. Quinoa dann mit dem frisch gepressten Limettensaft und einer Prise Salz veredeln.

Öl in eine Pfanne geben und erhitzen lassen, Hähnchenbrust auf beiden Seiten mit Salz und Pfeffer einstreuen, jede Seite für ca. 5 Minuten bei mittlerer Temperatur anbraten. Hähnchenbrust auf einem Küchenkrepp abtropfen und auskühlen lassen.

Hähnchenbrust in Streifen aufschneiden und mit dem Quinoa Salat anrichten. Vor dem Verzehr noch etwas Olivenöl über den Rohkostsalat träufeln.

Grüner Salat – knackig und frisch

Zubereitungszeit	15 Minuten
Schwierigkeit	normal
Portionen	1 Portion

Pro Portion

Kalorien	567 kcal
Protein	11 g
Fett	43 g
Kohlenhydrate	27 g

Zutaten

150 g Grünkohl, frisch

100 g Süßkartoffel

100 g Cherrytomaten

100 g Avocado frisch Hass

2 EL Olivenöl

1 Prise Meersalz (Fleur de sel)

1 Prise Pfeffer schwarz

1 Prise Paprika Pulver

1 Prise Kurkuma Pulver

Zubereitung

Süßkartoffel gut abwaschen und putzen, anschließend. Süßkartoffel in Stücke aufschneiden und auf ein mit Backpapier ausgelegtes Backblech setzen. Süßkartoffel im Backofen 10 - 15 Minuten bei 160°C Umluft ausbacken.

Grünkohl gründlich waschen und gut abtrocknen. Tomaten ebenfalls gründlich waschen und je in zwei Hälften aufschneiden. Avocado der Länge nach teilen und den Kern vom Fruchtfleisch lösen, das Fruchtfleisch in Scheiben filetieren. Grünkohl und Tomaten in einer Salatschüssel miteinander vermengen.

Paprika- und Kurkuma Pulver, Salz und Pfeffer zum Olivenöl geben und zu einem homogenen Dressing verarbeiten. Dressing zum Grünkohl in die Schüssel träufeln und alles gut miteinander einarbeiten. Avocadofilets zum Salat legen und zuletzt die warmen Süßkartoffelstückchen aus dem Ofen holen und direkt darauf anrichten und umgehend servieren.

Rindersteak mit Rucola und Cherrytomaten

Zubereitungszeit	15 Minuten
Schwierigkeit	mittel
Portionen	1 Portion

Pro Portion

Kalorien	435 kcal
Protein	22 g
Fett	17 g
Kohlenhydrate	9 g

Zutaten

1 Rindersteakhüfte, Scheibe

100 g Cherrytomaten

20 g Rucola frisch

1 Stängel Rosmarin, frisch

1 Prise Meersalz (Fleur de sel)

1 Prise Pfeffer schwarz

30 g Butter

1 EL Olivenöl

Zubereitung

Rindfleisch abwaschen und trockentupfen. Rosmarin abwaschen und trockenklopfen. Butter und Öl in der Pfanne heiß werden lassen und dann das Rindersteak zusammen mit dem Rosmarinzweig in die Pfanne legen.

Steak für wenige Minuten anbraten, dann umdrehen und auf der anderen Seite für wenige Minuten anbraten. Steak mit Salz und Pfeffer verfeinern und auf einen Teller legen. Steak kurz ausruhen lassen.

Währenddessen Rucola abwaschen und in der Salatschleuder abtrocknen. Zu lange Stiele beim Rucola abtrennen. Tomaten waschen und trocknen lassen, dann in zwei Hälften schneiden. Rucola und Tomaten zum Steak setzen und alles abschließend mit Salz und Pfeffer verfeinern. So angerichtet warm genießen.

Abendessen

Wintergemüse-Suppe

Zubereitungszeit	20 Minuten + 30 Minuten
Schwierigkeit	sehr einfach
Portionen	2 Portionen

Pro Portion

Kalorien	289 kcal
Protein	16 g
Fett	9 g
Kohlenhydrate	31 g

Zutaten

275 g frischer Grünkohl

Salz, Pfeffer

1 rote Zwiebel

1 EL Olivenöl

1 EL spanisches Paprikapulver (geräuchert)

1 TL Paprikapulver (rosenscharf)

650 ml klassische Gemüsebrühe

240 g Kichererbsen (Dose; Abtropfgewicht)

4 Eiertomaten

1 TL flüssiger Honig

1 kleine Bio-Zitrone (nach Belieben)

Zubereitung

Grünkohl abwaschen und reinigten, dabei die harten Stiele und Blattrippen abtrennen, Kohl erneut gründlich waschen. Salzwasser zum Kochen bringen und den Grünkohl für 3-4 Minuten garen. Anschließend den Grünkohl abgießen und unter kaltem Wasser abschrecken, damit Farbe und Biss beim Grünkohl nicht abhandenkommen. Anschließend gut abtropfen lassen und grob zerkleinern.

Zwiebel häuten, in vier Teile aufschneiden und im Anschluss in feine Streifen filetieren.

Öl in einen geeigneten und großen Topf aufheizen, Zwiebel und Grünkohl darin 4 Minuten schwitzen lassen.

Paprikapulver einrühren und kurz mit dem Gemüse schwitzen lassen.

Die Brühe anschließend einfließen lassen und alles gründlich zum Kochen bringen. Bei mittlerer Temperatur 20 Minuten einkochen lassen.

Kichererbsen in ein Sieb geben und unter fließendem Wasser waschen und abtropfen lassen. Dann in Suppe geben und 10 weitere Minuten mitkochen.

Tomaten gründlich waschen, in vier Teile aufschneiden, Kerne auslösen und das Fruchtfleisch fein würfeln. Kurz vor dem Ende der Garzeit den Honig in die Suppe träufeln und darin einrühren.

Zitrone heiß abwaschen, trockentupfen und die Schale fein in Zesten reiben. Nach Belieben 1/2-1 TL Zitronenschale in die Suppe geben und gründlich verrühren. Mit Salz und Pfeffer verfeinern und heiß in Suppentellern anrichten.

Süße-Kartoffel-Suppe

Zubereitungszeit	40 Minuten
Schwierigkeit	einfach
Portionen	4 Portionen

Pro Portion

Kalorien	278 kcal
Protein	8 g
Fett	14 g
Kohlenhydrate	27 g

Zutaten

1 rote Zwiebel

1 Knoblauchzehe

2 Möhren

400 g Süßkartoffeln

150 g Knollensellerie (1 Stück)

2 EL Olivenöl

Jodsalz mit Fluorid

Chilipulver

1 l Gemüsebrühe

200 g Grünkohl

40 g Erdnüsse

200 g Joghurt (1,5 % Fett)

Zubereitung

Zwiebel, Knoblauch, Möhren, Süßkartoffeln und Sellerie häuten, schälen und abziehen und in kleine Würfel aufschneiden.

Öl in einen Topfgeben, heiß werden lassen und das gewürfelte Gemüse darin bei hoher Temperatur 3 Minuten scharf anbraten. Mit Salz und Chilipulver verfeinern, Brühe in den Topf schütten und bei kleiner Temperatur etwa 20 Minuten einkochen lassen.

Inzwischen Grünkohl gründlich reinigen, von den harten Stängeln lösen und Blätter in kochendem Salzwasser 1–2 Minuten blanchieren. Grünkohl abschütten, mit kaltem Wasser nachspülen, auswringen und anschließend grob zerkleinern.

Butter in einer Pfanne zerlassen und heiß werden lassen. Grünkohl darin bei mittlerer Hitze ca. 5 Minuten anschwitzen. Inzwischen Erdnüsse hacken.

Suppe zu einer homogenen Masse pürieren und von der Hitze nehmen. 120 g Joghurt in die Suppe einrühren. Mit Salz und Chilipulver veredeln.

Süßkartoffelsuppe in 4 tiefe Teller aufteilen und mit restlichem Joghurt eine Joghurthaube garnieren. Grünkohl und Nüsse auf der Suppe dekorativ verteilen und servieren.

Endiviensalat mit Feta und getrockneten Tomaten

Zubereitungszeit	10 Minuten
Schwierigkeit	sehr einfach
Portionen	1 Portion

Pro Portion

Kalorien	270 kcal
Protein	19 g
Fett	14 g
Kohlenhydrate	8 g

Zutaten

50 g Endiviensalat

50 g Rucola

50 g jungen Spinat

50 g Feta

50 g getrocknete Tomaten

1 EL Hanfsamen, geschält

8-10 schwarze Oliven, entsteint

2 EL Olivenöl

Meersalz, Pfeffer

Zubereitung

Endiviensalat, Rucola und Spinat abwaschen und in der Salatschleuder trocknen. Zu lange Stiele bei den Blättern abknipsen und große Blätter klein zupfen. Salatblätter auf einem Teller garnieren.

Feta in Würfel zerschneiden und mit den getrockneten Tomaten, Oliven und Hanfsamen über den Salat streuen. Alles mit Olivenöl benetzen und mit Salz und Pfeffer abschmecken.

Gemüsepfanne mit Ei und Petersilie

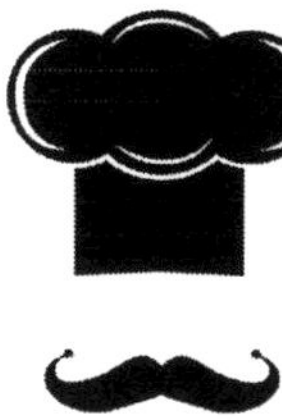

Zubereitungszeit	15 Minuten
Schwierigkeit	sehr einfach
Portionen	1 Portion

Pro Portion

Kalorien	379 kcal
Protein	24 g
Fett	12 g
Kohlenhydrate	14 g

Zutaten

3 Eier Größe M

½ Paprika frisch rot

½ Paprika frisch grün

½ rote Zwiebel

2 Bund Petersilie

6 Cherrytomaten

1 EL Olivenöl

1 Prise Pfeffer schwarz

1 Prise Meersalz (Fleur de sel)

Zubereitung

Paprika, Tomaten und Petersilie abwaschen und abtropfen lassen. Bei der Paprika die Trennwände und Kerne ausschneiden und in Stücke zerschneiden. Tomaten durchschneiden. Petersilie hacken. Zwiebel abziehen und fein würfeln.

Olivenöl in der Pfanne heiß werden lassen und Zwiebel braten. Paprika und Tomaten beifügen und mit braten. Etwas gehackte Chilischote mit den Eiern, Salz und Pfeffer in einer Schüssel vermengen und alles zum Gemüse in die Pfanne füllen.

Mit dem Pfannenwender alles mehrmals verrühren und unterheben, so dass das Ei von allen Seiten angebraten wird. Gemüsepfanne mit Salz und Pfeffer verfeinern, die Petersilie darüber streuen und direkt in der Pfanne servieren.

Eintopf mit grünem Gemüse

Zubereitungszeit	60 Minuten
Schwierigkeit	mittel
Portionen	4 Portionen

Pro Portion

Kalorien	380 kcal
Protein	28 g
Fett	23 g
Kohlenhydrate	13 g

Zutaten

3 rote Zwiebeln

2 Knoblauchzehen

100 g weiche Chorizo

300 g Kartoffeln (5 Kartoffeln)

4 EL Olivenöl

1 Msp. Kreuzkümmel

800 ml klassische Gemüsebrühe

450 g Grünkohl

½ Bio-Zitrone

3 eingelegte Piri-Piri

350 g Garnelen (küchenfertig; ohne Kopf und Schale)

Salz, Pfeffer

Zubereitung

Zwiebeln und Knoblauch häuten und sehr fein würfeln. Wurst in feine Würfel aufschneiden.

Kartoffeln aus der Schale lösen, waschen und ebenfalls würfeln.

2 EL Olivenöl in einem Topf zerlassen. Zwiebeln darin 7–8 Minuten glasig schwitzen und gelegentlich umrühren.

Knoblauch und Chorizo mit in die Pfanne geben und weitere 2 Minuten alles gemeinsam braten lassen. Kreuzkümmel, Kartoffeln und Brühe nun hinzufügen, einmal stark aufkochen lassen, dann Hitze reduzieren und etwa 20 Minuten bei mittlerer Hitze köcheln lassen.

Inzwischen den Grünkohl säubern, gründlich waschen und gut auswringen. Grünkohl in sehr feine Streifen schneiden oder verzupfen.

Zitrone heiß abwaschen, trockentupfen und etwas Schale in Zesten hobeln. Die Piri-Piri-Schoten trockentupfen, das Öl dabei nicht wegschütten. Die Schoten sehr fein zerkleinern und mit restlichem Öl und Zitronenschale gut verrühren.

Kartoffeln, Zwiebeln, Knoblauch und Wurst in der Brühe mithilfe eines Pürierstabs zu einer homogenen Suppe pürieren. Den Grünkohl in den Fond gleiten lassen und alles für weitere 10 Minuten bei mittlerer Hitze einkochen.

Garnelen gründlich abwaschen, trockentupfen und in den Eintopf geben. Alles erneut sprudelnd aufkochen, erneut Hitze reduzieren und weitere 2 Minuten einkochen lassen. Mit Salz und Pfeffer verfeinern. Eintopf mit dem Piri-Piri-Öl dekorativ beträufeln und in Tellern angerichtet servieren.

Fernöstliches Curry

Zubereitungszeit	40 Minuten
Schwierigkeit	einfach
Portionen	4 Portionen

Pro Portion

Kalorien	488 kcal
Protein	8 g
Fett	10 g
Kohlenhydrate	89 g

Zutaten

200 g Basmati-Vollkornreis

Salz, Pfeffer

800 g Süßkartoffeln (2 Süßkartoffeln)

1 EL Sesamöl

30 g grüne Currypaste (2 EL)

½ Limette (Saft)

300 ml Gemüsebrühe

200 ml Kokosmilch (9 % Fett)

10 g Petersilie (0.5 Bund)

Zubereitung

Reis und Wasser im Mischungsverhältnis 1:3 zubereiten.

In der Zwischenzeit die Süßkartoffeln aus der Schale lösen und zu Würfel aufschneiden. Öl in einer großen, beschichteten Pfanne auf Temperatur bringen. Kartoffelwürfel darin bei mittlerer Temperatur etwa 5–8 Minuten anschwitzen. Currypaste zu den Kartoffeln geben und unter Rühren 2 Minuten mitschwitzen lassen.

Mit Limettensaft und Brühe angießen und Kokosmilch gründlich in den Sud einrühren. Curry bei mittlerer Temperatur 4–5 Minuten einkochen. Inzwischen Petersilie gründlich säubern, trockentupfen und die Blätter von den Stängeln lösen und alles in feine Streifen aufschneiden.

Curry mit Salz und Pfeffer verfeinern, mit der Petersilie bestreuen und mit dem Reis gemeinsam drapiert servieren.

Rotkohl-Brokkoli-Allerlei

Zubereitungszeit	30 Minuten +10 Minuten
Schwierigkeit	einfach
Portionen	4 Portionen

Pro Portion

Kalorien	406 kcal
Protein	21 g
Fett	13 g
Kohlenhydrate	50 g

Zutaten

200 g Buchweizen

Salz, Pfeffer

300 g Rotkohl (1 Stück)

1 EL Balsamessig

300 g Brokkoli

150 g TK- Sojabohne in der Schote (Edamame)

¼ TL Koriander

30 g Aprikosenfruchtaufstrich (2 EL)

3 EL Sojasauce

1 EL Zitronensaft

¼ TL Sambal Oelek

1 EL Sesamöl

1 EL Rapsöl

4 Eier

Zubereitung

Buchweizen mit Wasser abwaschen und auf einen Teil Buchweizen zwei Teile Wasser geben. Im Salzwasser den Buchweizen für etwa 20 Minuten bissfest kochen. Anschließend durchkühlen lassen.

Inzwischen Rotkohl gründlich reinigen, abwaschen und in feine Streifen schneiden oder hobeln. Mit Salz, Pfeffer und Balsamessig verfeinern, fest den Kohl kneten und so zur Seite stellen und ziehen lassen.

Brokkoli gründlich reinigen, abwaschen und mit den Sojabohnen in Salzwasser bei mittlerer Temperatur und abgedeckten Topf in etwa 10–12 Minuten al dente kochen. Dann das Kochwasser abgießen, mit Salz, Pfeffer und Koriander würzen und warmhalten.

Inzwischen Aprikosenfruchtaufstrich, Sojasauce, Zitronensaft, Sambal Oelek, Sesamöl und 5 EL Wasser zu einer glatten Sauce aufschlagen.

Rapsöl in einer großen Pfanne zerlassen. Bei mittlerer Flamme in etwa 5–7 Minuten 4 Spiegeleier aufschlagen und braten. Mit Salz und Pfeffer verfeinern.

Zutaten auf 4 Schalen aufteilen, mit der Sauce beträufeln und mit dem Spiegelei drapiert servieren.

Spiegelei mit grünen Bohnen und Paprika

Zubereitungszeit	20 Minuten
Schwierigkeit	sehr einfach
Portionen	1 Portion

Pro Portion

Kalorien	348 kcal
Protein	22 g
Fett	14 g
Kohlenhydrate	17 g

Zutaten

2 Eier Größe M

150 g Bohnen grün

50 g Paprika frisch rot

50 g Rosenkohl frisch oder tiefgekühlt

30 g Erbsen grün roh tiefgekühlt

1 Schalotte

1 EL Olivenöl

1 Prise Meersalz

1 Prise Pfeffer schwarz

Zubereitung

Bohnen abwaschen und säubern, dann in mundgerechte Stücke zerschneiden. Bohnen für 5 - 6 Minuten in einem Topf mit kochendem Wasser kochen. Bohnen dann abschütten und im Sieb abtropfen lassen.

Frischen Rosenkohl säubern, die welken Blätter abschneiden und dann zweiteilen. Tiefgekühlten Rosenkohl auftauen und dann durchschneiden. Frische Erbsen aus der Schote löffeln, tiefgekühlte Erbsen auftauen lassen.

Paprika zweiteilen und die Kerne und Trennwände ausnehmen. Paprika in mundgerechte Stücke zerschneiden. Schalotte abziehen und fein würfeln.

Olivenöl in der Pfanne heiß werden lassen und Schalottenwürfel anschwitzen. Bohnen, Rosenkohl, Erbsen und Paprika beifügen und alles rundum anbraten. Gemüse mit Salz und Pfeffer verfeinern.

In der Pfanne mittig etwas Platz schaffen und dort die Eier aufschlagen. Eier braten, nach Belieben die Pfanne mit einem Deckel abdecken, so werden die Eier auch an der Oberseite schneller essfertig. Spiegeleier würzen und alles heiß aus der Pfanne genießen.

Tokyo-Schmaus

Zubereitungszeit	40 Minuten
Schwierigkeit	einfach
Portionen	2 Portionen

Pro Portion

Kalorien	574 kcal
Protein	24 g
Fett	20 g
Kohlenhydrate	71 g

Zutaten

150 g Soba-Nudel

Salz

1 Limette

3 EL Sesam

2 EL Sojasauce

1 TL Agavendicksaft

50 ml klassische Gemüsebrühe

3 Frühlingszwiebeln

125 g Takuan

100 g Zuckerschoten

175 g fester Tofu

Zubereitung

Soba-Nudeln nach Packungsanleitung zubereiten, das Wasser abgießen und unter kaltem Wasser kurz abspülen zum Abschrecken.

Limette quer aufschneiden und pressen. Sesam in einer ungefetteten Pfanne anrösten. 1 EL Sesam an die Seite stellen, Rest in einen Mörser füllen und zermartern.

Sojasauce, 2 EL Limettensaft, Agavendicksaft und Brühe gut mit einander verrühren. Zerstoßenen Sesam in den Sud geben und unterrühren.

Frühlingszwiebeln putzen, abwaschen und schräg in sehr dünne Scheiben aufschneiden. Takuan in dünne Streifen aufschneiden.

Zuckerschoten putzen, abbrausen und der Länge nach in feine Streifen zerschneiden. 30 Sekunden in Salzwasser angaren, Kochwasser abgießen und unter kaltem Wasser den Garprozess stoppen.

Nudeln, Zwiebeln, Takuan und Zuckerschoten in einer Schüssel mit 3/4 der Sesamsauce gründlich vermengen und marinieren lassen. Für etwa 10 Minuten alles ziehen lassen.

Inzwischen eine Grillpfanne auf den Herd geben und auf Temperatur bringen. Tofu in Scheiben filetieren und die Schnittflächen mit restlicher Sesamsauce gründlich glasieren.

Tofu von jeder Seite 3 Minuten in der Grillpfanne braten. Nudelsalat auf Teller aufteilen, Tofu darauf anrichten und mit dem zurückgelegten Sesam garniert anrichten und servieren.

Danneberger-Gemüseallerlei

Zubereitungszeit	30 Minuten
Schwierigkeit	einfach
Portionen	2 Portionen

Pro Portion

Kalorien	574 kcal
Protein	21 g
Fett	27 g
Kohlenhydrate	60 g

Zutaten

1 Schalotte

400 g Wirsing

200 g säuerlicher Äpfel (1 säuerlicher Apfel)

50 g getrocknete Dattel (ohne Stein)

2 EL Olivenöl

100 g rote Linsen

150 ml klassische Gemüsebrühe

Salz, Pfeffer

50 g Walnüsse

50 g Rucola (ca. ½ Bund)

Zubereitung

Schalotte häuten und fein hacken.

Wirsing putzen, abwaschen und vom harten Strunk abtrennen. Abtropfen lassen und in feine Streifen reißen.

Apfel abwaschen, mit Küchenpapier trocknen, in vier Teile schneiden, Kerne aus dem Apfel schneiden und alles fein würfeln. Datteln aufschneiden, Steine aus der Frucht holen und in Streifen filetieren.

Öl in einer großen beschichteten Pfanne bei hoher Temperatur aufheizen. Schalotte darin kurz glasig schwitzen.

Wirsing zu den Schalotten geben und etwa 5 Minuten schwitzen lassen. Apfel, Linsen und Datteln zum Wirsing geben und bei mittlerer Temperatur weitere 2 Minuten dünsten.

Mit Brühe angießen und alles weitere 10 Minuten einkochen lassen. Mit Salz und Pfeffer verfeinern.

Während der Wirsing dämpft, Walnüsse grob hacken und in einer kleinen fettfreien Pfanne anrösten, bis sie beginnen, einen angenehmen Duft zu auszustoßen. Vom Herd holen und zur Seite stellen.

Rucola putzen, gründlich reinigen und hacken. Die Walnüsse über das Gemüse streuen und servieren.

Neptunssalat

Zubereitungszeit	15 Minuten
Schwierigkeit	sehr einfach
Portionen	1 Portion

Pro Portion

Kalorien	379 kcal
Protein	38 g
Fett	7 g
Kohlenhydrate	37 g

Zutaten

40 g Quinoa

1 Dose Thunfisch Filets Natur, Konserve

8 Cherrytomaten

10 g Romanasalat

20 g Rucola

20 g Zwiebel/n

1 Limette frisch gepresst

30 g Granatapfel

5 g Luzernensprossen (Alfalfa)

1 Prise Meersalz (Fleur de sel)

1 Prise Pfeffer schwarz

Zubereitung

Quinoa in einem feinen Sieb unter fließendem Wasser gründlich ausspülen um die Bitterstoffe auszuschwemmen. Quinoa nach Packungsanleitung kochen, dann das Kochwasser abgießen und Quinoa im Sieb abtropfen lassen. Mit frischem Limettensaft, Salz und Pfeffer verfeinern.

Thunfisch abtropfen lassen. Gemüse, Salat und Rucola putzen, den Salat und den Rucola in einer Schale vermengen. Zwiebel häuten, ein Viertel davon in feine Ringe aufschneiden. Sprossen in einem Sieb ausspülen und gut trockentupfen.

In einem Glas die Quinoa befüllen, dann etwas Salat und die Tomaten auf die Quinoa verteilen. Nun Thunfisch und Zwiebeln auf die Tomatenmasse füllen. Anschließend mit Rucola und Sprossen das restliche Glas auslegen und als knuspriges Extra die Granatapfelkerne auf den Salat drapieren.

Lachsfilet mit Dill-Dip

Zubereitungszeit	15 Minuten
Schwierigkeit	sehr einfach
Portionen	1 Portion

Pro Portion

Kalorien	528 kcal
Protein	45 g
Fett	27 g
Kohlenhydrate	6 g

Zutaten

1 Lachsfilet ca. 200 g

2 EL Olivenöl

Für den Dill-Dip

2 EL Quark

1 EL Joghurt

2 EL gehackte Dillspitzen

2 EL Zitrone

1 TL Agavendicksaft

Meersalz, Pfeffer

Zubereitung

Lachsfilet abwaschen und trockentupfen. Olivenöl in der Pfanne heiß werden lassen und Lachsfilet von beiden Seiten kurz scharf braten. Lachs mit der Pfanne für 5 - 10 Minuten in den vorgeheizten Backofen bei 175°C geben und dort garen lassen.

Währenddessen alle übrigen Zutaten in einer Schüssel durchmischen. Lachs aus dem Ofen holen, mit Salz und Pfeffer verfeinern und zusammen mit dem Dip anrichten.

Endivienwickel

Zubereitungszeit	15 Minuten
Schwierigkeit	normal
Portionen	2 Portionen

Pro Portion

Kalorien	122 kcal
Protein	4 g
Fett	7 g
Kohlenhydrate	10 g

Zutaten

60 g Endiviensalat

60 g Paprika frisch rot

60 g Paprika frisch orange

60 g Paprika frisch grün

50 g Blumenkohl roh

50 g Gurke

2 Stängel Minze

4 Stängel Koriander, frisch

100 g Joghurt, nach griechischer Art

1 EL Zitrone frisch gepresst

1 Prise Meersalz (Fleur de sel)

1 Prise Pfeffer weiß

1 Knoblauch Zehe

1 TL Olivenöl

Zubereitung

Gemüse gründlich säubern und trocknen lassen. Bei der Paprika das Kerngehäuse und Trennwänden ausnehmen und in schmale Streifen aufschneiden. Blumenkohl in schmale Streifen zerschneiden. Gurke nach Bedarf mittels Sparschäler schälen und in Streifen aufschneiden.

Joghurt und Öl in einem Schälchen glattrühren. Knoblauch häuten, mit der Knoblauchpresse pressen und unter den Joghurt rühren. Joghurt mit etwas Zitronensaft, Salz und Pfeffer abschmecken.

Endiviensalat jeweils mit den Gemüsestreifen auslegen. Minze und Koriander waschen und trocknen, dann die Blätter vom Stängel zupfen und jeweils ein paar Blättchen auf die Gemüsestreifen streuen.

Abschließend von dem Joghurt-Dip auf die Wickel geben und das Endivienpaket jeweils zu einer Gemüserolle rollen, nach Bedarf mit einem Holzstäbchen fixieren, damit sich nichts öffnet.

Hohenzollern-Pfanne

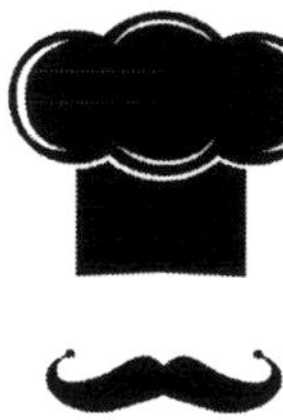

Zubereitungszeit	10 Minuten
Schwierigkeit	sehr einfach
Portionen	1 Portion

Pro Portion

Kalorien	239 kcal
Protein	9 g
Fett	10 g
Kohlenhydrate	27 g

Zutaten

100 g Brokkoli

50 g Paprika frisch rot

50 g Paprika frisch gelb

50 g rote Zwiebeln

100 g Kaiserschoten, frisch

2 mittlere Möhren

1 Prise Meersalz (Fleur de sel)

1 EL Olivenöl

Zubereitung

Brokkoli gründlich waschen und die Röschen vom Stiel abschneiden. Paprikas vom Kerngehäuse und Trennwänden befreien und in Streifen aufschneiden.

Zwiebel häuten und in Ringe aufschneiden. Kaiserschoten waschen und trocknen lassen. Möhren mittels Sparschäler schälen und in dünne Stifte teilen.

Olivenöl in der Pfanne auslassen und auf Temperatur bringen. Das vorbereitete Gemüse in die Pfanne umschwenken und rundum anbraten, dabei mehrmals gründlich durchrühren, damit alles gleichmäßig bräunt. Alles mit Salz verfeinern und servieren.

Rucola Salat mit bunten Tomaten

Zubereitungszeit	10 Minuten
Schwierigkeit	sehr einfach
Portionen	1 Portionen

Pro Portion

Kalorien	248 kcal
Protein	14 g
Fett	16 g
Kohlenhydrate	9 g

Zutaten

50 g Rucola

1 Tomate/n

60 g Mozzarella

1 TL Sesam geröstet

1 EL Balsamico Creme Dattel & Feige nach Bedarf

1 Prise Meersalz (Fleur de sel)

1 Prise Pfeffer schwarz

Zubereitung

Rucola abwaschen, abtropfen lassen und zu lange Stiele abtrennen. Tomaten abwaschen und klein aufschneiden. Mozzarella in Scheiben aufschneiden.

Sesam in einer heißen fettfreien Pfanne goldbraun anrösten. Rucola, Tomaten und Mozzarella auf einem Teller drapieren und mit Sesam bestreuen. Balsamico nach Belieben über den Salat träufeln und servieren.

Snacks

Menti-Snack

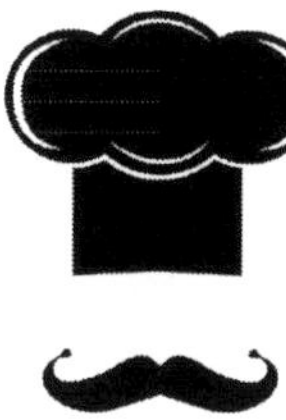

Zubereitungszeit	15 Minuten
Schwierigkeit	sehr einfach
Portionen	2 Portionen

Pro Portion

Kalorien	119 kcal
Protein	3 g
Fett	2 g
Kohlenhydrate	17 g

Zutaten

2 Clementinen

10 g frischer Ingwer (1 Stück)

1 Stiel Minze

2 TL flüssiger Honig

300 g Joghurt (1,5 % Fett)

Zubereitung

Die Schale der Clementinen abschälen und die Fruchtfilets mit einem kleinen Messer einritzen und sie dann zwischen den Trennhäuten ausnehmen, dabei den Saft einfangen.

Ingwer aus der Schale mittels eines Löffels befreien und sehr fein hacken.

Minze gründlich waschen, trocknen, Blätter abzupfen und in feine Streifen teilen.

Honig, Clementinen-Saft, Ingwer und Joghurt glattrühren, Clementinen-Filets unterziehen.

Clementinen-Joghurt auf 2 Schälchen verteilen und mit der Minze drapiert anrichten. Bis zum Servieren kaltstellen.

Eisiger Tropic-Gruß

Zubereitungszeit	5 Minuten
Schwierigkeit	sehr einfach
Portionen	2 Portionen

Pro Portion

Kalorien	138 kcal
Protein	4 g
Fett	2 g
Kohlenhydrate	25 g

Zutaten

100 g Himbeeren (tiefgekühlt)

150 ml Sojadrink (Sojamilch)

300 ml Ananassaft

Außerdem: Eiswürfel

Zubereitung

Von den gefrorenen Himbeeren 2-3 für die Dekoration zurücklegen. Restliche Beeren mit Soja-Drink und Ananassaft in ein geeignetes Rührgefäß einfüllen.

Mit einem Pürierstab zu einer homogenen glatten Masse zerkleinern. Die Eiswürfel in ein Glas füllen und den Drink darüber gießen. Die beiseitegelegten Himbeeren auf den Drink drapieren und sofort genießen.

Orangen-Snack

Zubereitungszeit	5 Minuten
Schwierigkeit	sehr einfach
Portionen	2 Portionen

Pro Portion

Kalorien	50 kcal
Protein	2 g
Fett	2´3 g
Kohlenhydrate	4 g

Zutaten

½ große Orange

2½ schwarze Oliven

½ EL Olivenöl

1 EL Limettensaft

Pfeffer

Zubereitung

Orange schälen und dabei die weiße Haut vollständig entfernen. Orange in Scheiben aufschneiden und auf einen Teller auslegen. Oliven vierteln und auf die Orangenscheiben verteilen. Mit Öl, Limettensaft und Pfeffer abschmecken.

Roter Feigling

Zubereitungszeit	20 Minuten
Schwierigkeit	sehr einfach
Portionen	4 Portionen

Pro Portion

Kalorien	196 kcal
Protein	6 g
Fett	2 g
Kohlenhydrate	38 g

Zutaten

100 g Rotkohl (1 Stück)

6 Feigen

2 Bananen

60 g Aroniabeere (4 EL)

200 g Joghurt (3,5 % Fett)

45 g Akazienhonig (3 EL)

Zubereitung

Rotkohl gründlich reinigen, abwaschen und in grobe Stücke teilen. Feigen putzen, gründlich waschen und in zwei Teile schneiden. Bananen aus der Schale befreien und in Stücke brechen. Aroniabeeren verlesen und ebenfalls gründlich waschen.

Alles zusammen mit Joghurt und 350 ml Wasser in ein geeignetes Rührgefäß füllen und mit einem Pürierstab glatt pürieren. Drink mit etwas Honig nach Geschmack versüßen und durch ein feines Sieb drücken, anschließend in Gläser aufteilen und genießen.

Sirt-Snack Deluxe

Zubereitungszeit	25 Minuten + 90 Minuten
Schwierigkeit	sehr einfach
Portionen	25 Stück

Pro Riegel

Kalorien	141 kcal
Protein	3 g
Fett	8 g
Kohlenhydrate	13 g

Zutaten

100 g Walnusskerne

100 g getrocknete Feige

1 Bio-Orange

80 g weiche Butter

100 g Vollrohrzucker

1 Prise Salz

2 Eier

150 g Weizen-Vollkornmehl

2 TL Weinstein-Backpulver

100 g gemahlene Haselnüsse

100 g getrocknete Cranberrys

1 TL Kakaopulver

½ TL Kardamom oder Zimt

Zubereitung

Die Walnusskerne zu Mehl mahlen. Feigen in kleine Würfel schneiden.

Orange heiß abwaschen und trocknen. Orangenschale fein in Zesten hobeln. Die Frucht aufschneiden und den Saft aus der Frucht pressen.

Butter, Zucker, Salz und Orangenschale mit einem Schneebesen gut verrühren. Eier in die Masse einrühren.

Mehl, Backpulver, Feigen, Nüsse, Cranberrys, Kakao und Kardamom zum Teig geben und gut verkneten.

Den Teig auf ein mit Backpapier ausgelegtes Backblech setzen und mithilfe einer Frischhaltefolie zu einer Platte ausrollen.

Folie anschließend abnehmen und im vorgeheizten Backofen bei 180 °C (Umluft: 160 °C, Gas: Stufe 2–3) ca. 30 Minuten ausbacken.

Gebäckplatte noch heiß mit Orangensaft bestreichen, 5 Minuten einwirken lassen, dann in Riegel aufschneiden und auf dem Arbeitsbrett vollständig abkühlen lassen.

Chili-Zitronen-Oliven

Zubereitungszeit	10 Minuten
Schwierigkeit	sehr einfach
Portionen	2 Portionen

Pro Portion

Kalorien	110 kcal
Protein	1 g
Fett	11 g
Kohlenhydrate	1 g

Zutaten

1½ Stiel/e Oregano

½ Bio-Zitrone

1 getrocknete Chilischote

½ Glas entsteinte grüne Oliven

1 EL Olivenöl

Zubereitung

Oregano waschen, trocken schütteln, Blättchen abstreifen. Bio-Zitrone heiß abwaschen, abtrocknen und die Schale fein in Zesten hobeln. Frucht nochmals halbieren, ein Viertel auspressen. Getrocknete Chilischote fein hacken. Oliven abgießen. Mit Oregano, Zitronenschale, -saft, Chili und 1 EL Olivenöl gründlich vermengen und servieren.

Gefülltes Rot

Zubereitungszeit	15 Minuten + 5 Minuten
Schwierigkeit	sehr einfach
Portionen	2 Portionen

Pro Portion

Kalorien	65 kcal
Protein	4 g
Fett	2 g
Kohlenhydrate	7 g

Zutaten

360 g Tomaten (3 Tomaten)

200 g kleine Zucchini (1 kleine Zucchini)

2 TL milder Weißweinessig

Salz, Pfeffer

1 TL ungeschälter Sesam

6 Stiele Minze

Zubereitung

Tomaten abwaschen und quer durchschneiden. Stielansätze aus der Tomate ausschneiden.

Tomaten mit einem Teelöffel aushöhlen und das Fruchtfleisch auffangen. Das Fruchtfleisch mit einem Löffel durch ein feines Sieb in eine Schüssel drücken, sodass das Tomatenmark übrigbleibt.

Zucchini gründlich abwaschen, putzen und etwa 5 mm würfeln. Zucchiniwürfel in das passierte Tomatenfruchtfleisch einrühren. Essig, Salz und Pfeffer ebenfalls untermengen.

Sesam in einer kleinen beschichteten fettfreien Pfanne goldbraun rösten unter die Zucchiniwürfel mengen.

Minze gründlich abwaschen, trocknen, Blätter vom Stiel zupfen und einige davon für die Deko zur Seite stellen. Restliche Minze hacken und unter auch die Zucchiniwürfel heben.

Zucchiniwürfel mit Salz und Pfeffer abschmecken und die Tomatenhälften damit befüllen. Restlichen Minzblättern auf die Tomaten dekorativ streuen und genießen.

KiLiGra

Zubereitungszeit	20 Minuten
Schwierigkeit	einfach
Portionen	2 Portionen

Pro Portion

Kalorien	213 kcal
Protein	3 g
Fett	3 g
Kohlenhydrate	39 g

Zutaten

450 g große Kiwi (6 große Kiwis)

4 Limetten (davon 2 in Bioqualität)

350 g Granatapfel (1 Granatapfel)

Außerdem: Eiswürfel

Zubereitung

Die Kiwis dünn mit dem Sparschäler schälen und anschließend grob würfeln. Limetten heiß abwaschen und abtrocknen. Limetten aufschneiden und je eine Scheibe von den 4 Hälften schneiden, diese dann an die Seite legen. Alle Limetten kräftig auspressen.

Vom Granatapfel den Kelchansatz keilförmig ausschneiden. Die Frucht über eine Schüssel geben und mit etwas Druck aufbrechen, sodass die Granatapfelkerne in die Schüssel fallen. Achtung, der Saft des Granatapfels färbt stark ab.

Kiwiwürfel und Limettensaft in ein geeignetes Rührgefäß füllen und mittels eines Pürierstabs glatt pürieren.

Eiswürfel im Ice Crusher sehr fein zermahlen und in 2 Gläser geben, die Limettenscheiben an den Glasrand stecken. Kiwi-Drink über das Eis gießen. Jeweils die Hälfte der Granatapfelkerne einrühren und sofort servieren.

Gemüsesticks zu Paprika-Quark-Dip

Zubereitungszeit	15 Minuten
Schwierigkeit	sehr einfach
Portionen	4 Portionen

Pro Portion

Kalorien	130 kcal
Protein	19 g
Fett	1 g
Kohlenhydrate	11 g

Zutaten

1 kleine rote Paprikaschote

1/2 Bund Petersilie

500 g Magerquark

Salz, Pfeffer

1 TL Zucker

Edelsüß-Paprika

1 EL Weinessig

4 Stangen Staudensellerie

1/2 Salatgurke

300 g Möhren

Zubereitung

Paprika säubern, waschen und fein würfeln. Petersilie abwaschen, trocken klopfen, Blättchen von den Stielen streifen und hacken. Quark mit Salz, Pfeffer, Zucker, Paprikapulver und Essig würzen. Paprikawürfel und Petersilie einrühren.

Sellerie und Gurke abwaschen und säubern. In je ca. 10 cm lange Sticks aufschneiden. Möhren abschälen, abwaschen und in Sticks schneiden. Gemüsesticks und Quark gemeinsam servieren.

Flip-Snack

Zubereitungszeit	20 Minuten +15 Minuten
Schwierigkeit	sehr einfach
Portionen	20 Stück

Pro Stück

Kalorien	100 kcal
Protein	2 g
Fett	4 g
Kohlenhydrate	13 g

Zutaten

½ Orange

100 g ungesalzene Erdnusskern

30 g Butter

30 g Vollrohrzucker

100 g Honig

150 g Vollkorn-Haferflocken

50 g Haferflakes

50 g Rosinen

Zubereitung

Orange gut entsaften. Erdnüsse grob hacken.

Butter, Zucker und Honig in einem Topf schmelzen lassen, bis der Zucker zerlassen ist und karamellisiert.

1 TL Orangensaft, Haferflocken, Haferflakes und Nüsse zu der Zuckermasse geben und unter Rühren goldbraun karamellisieren.

Rosinen unterheben. Masse auf ein mit Backpapier ausgelegtes Backblech verteilen, ebenmäßig verstreichen und im vorgeheizten Backofen bei 150 °C (Umluft 130 °C, Gas: Stufe 1–2) auf der mittleren Schiene 10–15 Minuten backen.

Noch warme Gebäckplatte in Riegel aufschneiden, dann vollständig auskühlen lassen.

Selleriesticks mit Joghurt Dip

Zubereitungszeit	5 Minuten
Schwierigkeit	sehr einfach
Portionen	1 Portion

Pro Portion

Kalorien	97 kcal
Protein	5 g
Fett	1 g
Kohlenhydrate	12 g

Zutaten

200 g Bleichsellerie (Stangensellerie), roh

60 g Joghurt, Natur 1,8%

frische Kräuter

Zubereitung

Sellerie abbrausen und putzen, dann in Sticks zerschneiden. Joghurt nach Belieben mit Salz, Pfeffer und frisch gehackten Kräutern mischen und zu den Sticks reichen.

Grünkohl-Chips mit Erdnüssen

Zubereitungszeit	30 Minuten
Schwierigkeit	sehr einfach
Portionen	4 Portionen

Pro Portion

Kalorien	160 kcal
Protein	2 g
Fett	17 g
Kohlenhydrate	2 g

Zutaten

200 g Grünkohl

50 ml Olivenöl

Salz

Edelsüß-Paprika

25 g Erdnüsse

Zubereitung

Grünkohl säubern, abwaschen und in grobe Stücke rupfen. Grünkohl und Olivenöl in einer Schüssel gut vermengen. Mit Salz und Paprika abschmecken. Auf einem mit Backpapier ausgelegten Backblech gut verteilen und im vorgeheizten Backofen – E-Herd: 125 °C/ Umluft: 100 – °C25–30 Minuten knusprig backen.

Erdnüsse hacken. Grünkohl aus dem Ofen holen und mit gehackten Nüssen ausstreuen.

Grüner Röstsnack

Zubereitungszeit	5 Minuten
Schwierigkeit	sehr einfach
Portionen	1 Portion

Pro Portion

Kalorien	255 kcal
Protein	10 g
Fett	19 g
Kohlenhydrate	8 g

Zutaten

250 g Broccoli

2 EL Olivenöl

2 Knoblauch Zehen

1 Prise Meersalz (Fleur de sel)

Zubereitung

Brokkoli gründlich waschen und die Röschen vom Stiel abschneiden. Röschen abtrocknen. Knoblauch häuten und in feine Scheiben aufschneiden.

Olivenöl in der Pfanne zerlassen und Brokkoli mit Knoblauch scharf braten und dabei immer wieder gut durchrühren, damit nichts anbrennt. Brokkoli auf einen Teller drapieren und mit Salz und Kräutern nach Wahl angerichtet servieren.

Rote Pseudofilethäppchen

Zubereitungszeit	40 Minuten
Schwierigkeit	sehr einfach
Portionen	4 Portionen

Pro Portion

Kalorien	73 kcal
Protein	2 g
Fett	5 g
Kohlenhydrate	6 g

Zutaten

2 rote Beete Kugel á 150 g

4 Radieschen

40 g Rucola

Meersalz (Fleur de sel)

Pfeffer

Muskat

1 EL Balsamicoessig

2 EL Olivenöl

Zubereitung

Rote Bete in einen Topf geben, vollständig mit Wasser auffüllen und für etwa 20 - 30 Minuten garen, bis sie al dente sind. Anschließend die Hat abziehen und in sehr dünne Scheiben aufschneiden.

Rucola gründlich waschen und abtrocknen lassen. Radieschen putzen und in dünne Scheiben filetieren.

Olivenöl, Balsamicoessig, Salz und Pfeffer in eine Schüssel glattrühren und abschmecken. Frisch geriebene Muskatnuss einreiben und gründlich verrühren.

Rote Bete auf vier Teller auslegen und mit der Balsamicomischung beträufeln. Radieschen und Rucola dekorativ auf die Rote-Beete-Filets drapieren und servieren.

Gurken-und Paprikaschiffchen mit Schafskäse-Schnittlauch-Mousse

Zubereitungszeit	20 Minuten
Schwierigkeit	sehr einfach
Portionen	4 Portionen

Pro Portion

Kalorien	270 kcal
Protein	16 g
Fett	20 g
Kohlenhydrate	7 g

Zutaten

200 g Schafskäse

200 g Buttermilch-Frischkäse (6 % Fett)

100 g Schlagsahne

1 Bund Schnittlauch

Salz

weißer Pfeffer

1/2 Salatgurke

1 rote Paprikaschote

Endiviensalat

Zubereitung

Schafskäse mit einer Gabel zu Brei drücken, Frischkäse und Schlagsahne einrühren. Schnittlauch abwaschen, abtrocknen und in Ringe zerschneiden. Etwas zum Garnieren zur Seite legen, Rest unter die Käsemousse heben. Mit Salz und Pfeffer würzen. Salatgurke waschen, putzen, einmal waagerecht und einmal der Länge nach halbieren und aushöhlen. Paprika säubern, waschen und in 8 Spalten zerschneiden. Mousse in einen Spritzbeutel mit Lochtülle füllen. Gemüse damit spiralförmig aufspritzen. Mit beiseitegelegtem Schnittlauch eistreuen. Mit Endiviensalat anrichten.

Abschließende Worte

Nun sind wir am Ende einer langen Reise angekommen. Du hast viel über die Sirtfood-Diät erfahren und zudem hast du auch gleich 75 leckere Rezepte mit auf den Weg bekommen.

Wie du nun weißt, lässt sich die Sirtfood-Diät ohne hungern und mit viel Genuss durchführen. Außerdem nimmst du dabei auch noch bis zu 3 kg in der Woche ab. Du kannst also mit Recht behaupten, dass diese Diät und dieses Buch dich einen riesigen Schritt näher an dein Wunschgewicht bringen werden.

Fassen wir noch einmal zusammen! Sirtuin ist ein Enzym beziehungsweise Protein, welches in pflanzlichen Lebensmitteln steckt. Du nimmst es also über gewisse Lebensmittel auf und das Sirtuin tut deinem Körper in vielerlei Hinsicht gut. Die Sirtuin-Diät basiert darauf, Lebensmittel zu dir zu nehmen, in denen Sirtuin viel vertreten ist. Hierzu hast du bereits eine Liste kennengelernt. Außerdem ist die Sirtfood-Diät in 3 Phasen aufgeteilt, die aufeinander aufbauen! Hierzu hast du Ernährungspläne erhalten, die du nach deinen Wünschen anpassen und umbauen kannst. Dass Abnehmen mit Genuss und ohne zu hungern möglich ist, hast du spätestens nach den 75 leckeren und verschiedenen Rezepten bemerkt und nun kann deinem Abnehmwunsch nichts mehr im Wege stehen, denn du bist mit allem Wissen ausgestattet, welches für die Sirtfood-Diät benötigt wird.

Abschließend habe ich aber noch eine allerletzte, kleine Bitte an dich und zwar:

Wenn dir dieses Buch gefallen und die geholfen hat, dann würde ich mich sehr darüber freuen, wenn du mir ein Feedback in Form einer Rezension hinterlassen würdest. Auch Lob, Anregungen oder Kritik nehme ich gerne innerhalb einer Rezension wahr und gehe darauf ein.

Allmählich jedoch wird es Zeit, Lebewohl zu sagen. Ich bedanke mich an dieser Stelle für deine Zeit, die du mir und dem Buch geschenkt hast und wünsche dir für deinen weiteren Lebensweg natürlich alles erdenklich Gute und zudem viel Gesundheit und Glück und grandiose Abnehmerfolge! Mache es gut und ich hoffe sehr, dass wir uns in einem der anderen Bücher wieder lesen werden.

Quellen

https://www.mdr.de/brisant/ratgeber/abnehmen-adele-diaet-anleitung-100.html

https://www.mdr.de/brisant/ratgeber/sirtfood-rezept-smoothie-salat-brokkoli-100.html

https://www.brigitte.de/gesund/abnehmen/sirtfood--was-kann-der-neue-diaet-trend--10723124.html

https://eatsmarter.de/abnehmen/diaeten/sirtfood-diaet

https://www.amazon.de/Sirtfood-Kochbuch-Ern%C3%A4hrungsplan-Einf%C3%BChrung-Sirtfood-Di%C3%A4t/dp/1721669299/ref=sr_1_4?__mk_de_DE=%C3%85M%C3%85%C5%BD%C3%95%C3%91&keywords=die+sirtfood-di%C3%A4t&qid=1579601648&sr=8-4

https://www.lowcarbrezepte.org/rezepte/abendessen/16.html

Haftungsausschluss

Die Umsetzung aller enthaltenen Informationen, Anleitungen und Strategien dieses Buchs erfolgt auf eigenes Risiko. Für etwaige Schäden jeglicher Art kann der Autor aus keinem Rechtsgrund eine Haftung übernehmen. Für Schäden materieller oder ideeller Art, die durch die Nutzung oder Nichtnutzung der Informationen bzw. durch die Nutzung fehlerhafter und/oder unvollständiger Informationen verursacht wurden, sind Haftungsansprüche gegen den Autor grundsätzlich ausgeschlossen. Ausgeschlossen sind daher auch jegliche Rechts- und Schadensersatzansprüche. Dieses Werk wurde mit größter Sorgfalt nach bestem Wissen und Gewissen erarbeitet und niedergeschrieben. Für die Aktualität, Vollständigkeit und Qualität der Informationen übernimmt der Autor jedoch keinerlei Gewähr. Auch können Druckfehler und Falschinformationen nicht vollständig ausgeschlossen werden. Für fehlerhafte Angaben vom Autor kann keine juristische Verantwortung sowie Haftung in irgendeiner Form übernommen werden.

Urheberrecht

Impressum:

1. Auflage

Kontakt: Jens Steingröver / Gerberstr. 3c / 87730 Bad Grönenbach

Coverbilder:

A plate of healthy food. Oatmeal with broccoli, carrots and parsley. Top view. On a white wooden background. Free copy space.
@ yarunivphoto

(de.depositphotos.com)

Bildquellen im Buch:

Chef hat @ orfeev (de.depositphotos.com)

Printed in Poland
by Amazon Fulfillment
Poland Sp. z o.o., Wrocław

54720917R00101